U0199738

MENZHEN PINPAIHUA LILUN CHUTAN

# 门诊品牌化
## 理论初探

### 小微型企业的品牌化之道

彭涛　马兵◎著

吉林科学技术出版社

**图书在版编目（CIP）数据**

门诊品牌化理论初探 / 彭涛，马兵著 . -- 长春：
吉林科学技术出版社，2020.8
ISBN 978-7-5578-7428-5

Ⅰ.①门… Ⅱ.①彭…②马… Ⅲ.①门诊所－经济
管理－研究 Ⅳ.① R197.6

中国版本图书馆 CIP 数据核字（2020）第 160295 号

门诊品牌化理论初探
MENZHEN PINPAIHUA LILUN CHUTAN

著　　者：彭 涛 马 兵
责任编辑：李红梅
封面设计：人文在线
开　　本：170mm×240mm　1/16
字　　数：136 千字
印　　张：10.5
印　　数：5000 册
版　　次：2020 年 8 月第 1 版
印　　次：2020 年 8 月第 1 次印刷

出　　版：吉林出版集团股份有限公司
发　　行：吉林出版集团社科图书有限公司
地　　址：长春市福祉大路 5788 号出版大厦 A 座
邮　　编：130118
发行部电话 / 传真：0431-81629529　81629530　81629531
　　　　　　　　　　　81629532　81629533　81629534
储运部电话：0431-86059116
编辑部电话：0431-86037574
网　　址：www.jlstp.net
印　　刷：天津雅泽印刷有限公司

书　　号：ISBN 978-7-5578-7428-5
定　　价：48.00 元

# 序

　　噫吁嚱，危乎高哉！蜀道之难，难于上青天！蚕丛及鱼凫，开国何茫然！尔来四万八千岁，不与秦塞通人烟。西当太白有鸟道，可以横绝峨眉巅。地崩山摧壮士死，然后天梯石栈相钩连。上有六龙回日之高标，下有冲波逆折之回川。黄鹤之飞尚不得过，猿猱欲度愁攀援。青泥何盘盘，百步九折萦岩峦。扪参历井仰胁息，以手抚膺坐长叹。

噫吁嚱，危乎高哉！创业之难，难于上青天！

这首《蜀道难》形象地阐释了创业的困难与痛苦。

　　在趋于成熟的市场经济下，创业本身就是一件很艰难的事情，可是很多中国人爱当老板，有点闲钱就愿意折腾，看到哪个行业好赚钱，就蜂拥而入，迅速地把一个赚钱的行业变成不赚钱的行业。听着似乎很不明智，但这就是市场的调节功能，以此来实现资源的合理配置。门诊行业在失去政策保护后就面临着这样的问题，很多门诊医生已经发现这个行业正在迅速的变成不赚钱的行业，一时又想不出办法，只能"以手抚膺坐长叹"。

　　小微型企业的特点是小，优势也是小，经营管理的难度相对也小。基层门诊少则一二人，多则十几人，理论上讲，管理的难度并不大。但实际上现在的门诊发展十分困难，这跟"企业老板"的个人情况关系很密切。小微型企业管理的手法更多的是偏中国式，博弈感很强，制度感很弱，而医生多是技术人才、理科思维，这从根本上决定了医生做老板，要付出更多的时间和精力来学习管理之道。会管人，才有可能做成一个区域性的品牌，最后才有可能连锁。

我们遍寻网络，并没有找到一本关于门诊品牌化的相关著述。

我们总结多年来小微型企业的管理经验，结合门诊经营的特点，出版本书。第一是希望能给基层门诊的经营带来一定的帮助，打造成品牌门诊；第二是希望门诊能切实地提高服务水平，为广大群众创造更好的就医环境；第三是抛砖引玉，希望更多的关于门诊品牌化的专业书籍能够涌现。

# 目　录
## CONTENTS

# 第一章　门诊品牌化转型的时代背景

2015 年 9 月 11 日，国务院办公厅就发布了《关于推进分级诊疗制度建设的指导意见》，意见明确提出鼓励符合条件的医生开办个人诊所。文件明确提出，通过医师多点执业等方式，鼓励城市二级以上医院医师到基层医疗卫生机构多点执业。大力推进社会办医，简化个体行医准入审批程序，鼓励符合条件的医师开办个体诊所。

市场经济必然导致充分竞争，充分竞争必然导致买方市场。消费者掌握了话语权。各行各业无不大力研究经营之道、提高服务能力，而大多数的门诊似乎还活在卖方市场的梦中，生意每况愈下当然也就不奇怪了。

## 计划经济与"大锅饭"

1978 年改革开放至今，中国发生了天翻地覆的变化。这样的发展速度，虽不至于像张五常所说的"历史从来没有出现过"，却也令人侧目。

从 1949 年到 1978 年，中国是计划经济体制，计划的依据是调查统计需求，按需生产，但是，需求这个东西真的是可以精确统计的吗？你今年计划几艘航母下水，几颗卫星上天，这倒是可以计划周详，依计行事。然而你计划今年吃多少斤粮食？喝多少碗水？穿几件衣服？用几度电？用多少无线流量？这又怎么可能精确统计？

改革开放肯定要打破"大锅饭"。

"大锅饭"是对分配领域存在的绝对平均主义现象的一种形象比喻和概括，即"干好干坏一个样，干多干少一个样"。

"大锅饭"是懒人的福音，勤快人的噩梦。绝对平均主义，就是要绝对的公平，而绝对的公平绝对是绝对不公平。

为彻底激发个人、企业、国家的活力和效率，20 世纪 70 年代末 80 年代初，党中央在总结农村出现的各种形式的联产承包责任制基础上，在全国推行农业生产责任制；随后，又开始了企业扩权试点。到 1987 年，全国已有 80% 的国企实行形式多样的承包经营责任制，企业内部也广泛开展了以厂长（经理）负责制为主要内容的改革。从此开始多劳多得，少劳少得，不劳不得，市场大开，民心沸腾。中国经济开启了直线上升模式。

## 改革开放前的消费市场

对普通老百姓来说，对改革开放感受最深的是生活水平的变化，是大众消费市场的变化。

改革开放前，是一个特殊的"票证时代"，商品极度匮乏，国家对粮食等主要农产品实行计划收购和计划供应，人们要凭票证来限量购买粮食、油、布、煤、肥皂等生活必需品。光有钱不行，还要有票。这些票证涉及衣食住行等各方面，有粮票、油票、肉票、布票、棉花票等五花八门的票种，一些当时的"贵重"物品，如缝纫机、自行车、手表"三大件"，更是一票难求。而当时卖东西的地方也只有国营门市部、供销社，每逢年关或节假日前夕，最常见的就是人们拿着票排着长队买东西。

那时小的商店都叫"门市部"，县城会有一家"百货大楼"。当时，城里的物资供应由"商业部门"负责，商业部门是国营的；农村的由"供销部门"负责，供销社是集体性质的；食品站是一个可以收购生猪，宰杀后限量平价卖给干部职工或者极少普通百姓的企业性质单位；公社只有一家饭店，也是供销系统的，卖油条包子之类的食品，没有粮票的人是买不出来的。

如今的大众消费市场是彻底的反了过来。你若问消费者是从什么时候翻的身，我想那应该是 20 世纪 90 年代初期。

20 世纪 90 年代，中国大陆的消费市场才算进入常态化，粮油副食、瓜果蔬菜等各类食品已经不再紧缺，基本是有钱就可以买到。"第二货币"也慢慢消失了。各种家用电器也不断涌现出来，空调、电视、手机、照相机等开始进入城乡居民家庭。

进入 21 世纪，消费市场已经非常成熟，市场上几乎已经没有买不到的商品。走进大型超市，货品琳琅满目眼花缭乱。市场的竞争已经非常残酷，"吐血甩卖""跳楼价清仓"的套路层出不穷，这本质上是市场竞争导致的营销手段的升级。这时的消费者似乎已经找到了一点当"上帝"的感觉。

以淘宝为首的电商崛起之后，彻底的打乱了实体店的格局，极大地提高了消费者的地位。由于经营方式巨大的改变，电商不需要庞大的店面、水电、人工支出，也就可以提供更低的价格。同时电商的经营套路比那些实体商超要深得多，同样的产品、更低的价格、更好的服务，618、双十一等各种人造节日、促销活动让消费者大开眼界，亚马逊黑五活动力度更是惊人，二折、三折的打折活动让实体店望尘莫及。这使得网购成为八零九零一代人购物的首选方式。这又倒逼实体店服务升级，部分商超的服务已经达到一个新高度，实现了几乎不低于电商的优质服务，来应对消费者越来越挑剔的需求。

## 医疗行业乱象

在计划经济的大环境下，医疗行业当然也不可能单独实现市场化，实际上，即使在市场经济大潮下，医疗行业也是市场化比较慢的。长期以来医疗行业占据了优势资源，并带有十分严重的计划经济色彩。医院、门诊的发展速度已经大大地落后于我国市场经济发展的速度。相比服务能力飞跃式提升的商场超市，医院、门诊就像一个蹒跚学步的孩子，还在上演着"本大夫没骂你就算给你面子"的戏码。

医院想以药养医必然会滥开药、滥检查、过度治疗。著名心血管病专家、北京大学人民医院心内科主任医师胡大一在接受媒体采访时，痛陈目前普遍存在的过度检查、过度治疗的危害。很多人看完病都往家抱回一堆药，根本吃不完。胡大一教授怒斥过度治疗、过度体检不是为了人民，而是为了人民币！

正常来讲，心内科医生给患者看病的基本流程大致分为以下5个步骤。

（1）详细询问病人的病史，同病人沟通，这也是最重要的一步。

（2）物理诊断，具体分为：

①"望"。看看病人有没有黄疸贫血等。

②"触"。触摸病人的胸腹部。

③"叩"。叩叩他的肺部和心脏部位。

④"听"。就是使用听诊器来为患者检查身体。

（3）用一些基本技术检查和诊断疾病，比如做心电图、拍胸片，这些技术通常经过多年临床运用，对诊断有价值且成本很低。

（4）让病人做无创伤性的辅助检查，比如做运动平板测试、超声心动图检查。

（5）让患者做 CT、冠状动脉造影等成本很高且有创伤的检查。

据《中国青年报》报道，胡大一教授在接受采访时说，现在不少医生的诊断过程本末倒置了，问诊几句后，直接跳到第五个步骤，让病人做 CT、造影、核磁。很多医生忽视了最基本的东西，过度依赖尖端技术解决常见病，把疑病留给精密仪器，因为那些精密仪器闲着是不能创收的。

医院乱象多，门诊行业也没有好到哪里去。多年来，门诊行业四大特征"小、脏、乱、差"，可以说，多数门诊连基本的卫生条件都达不到。这些门诊小则 20 平方米，大不过七八十平方米，一张简易铁管病床，床单是千年不洗，两个板凳就是候诊室；一张压缩板的桌子从来不擦，桌子上一块玻璃，玻璃下面镇着一张 10 元人民币；还有个听诊器和血压计，是唯一的医疗设备，一张还算像样的椅子，是大夫的专座；药柜是典型的中西医结合，一个厂家送的西药柜，一个厂家送的中药柜，摆在一起，看习惯了也不觉得哪里不对。

门诊虽不像公立医院那样垄断医疗资源，却也是沾了政策的光。门诊行业的计划经济色彩浓厚，开门诊的门槛极高。引用文件如下：

1. 符合当地的医疗机构设置规划；

2.组织机构、人员配备、仪器设备配置等符合国家规定的同类医疗机构基本标准；

3.设置人独立承担民事责任；

4.医疗废物处置方案合理；

5.法律、法规规定的其他条件；

6.本人取得执业医师资格，经执业注册连续从事同一专业诊疗工作5年以上；

7.属于中医、西医临床或者口腔类别。

外行人看了可能不觉得有什么难处，其实仅第一条就卡死了大部分想开门诊的人。符合当地的医疗机构设置规划，此地不规划开门诊或此地已有门诊，就凭这一条，已经开了门诊的就沾了大便宜。

## 健康中国战略

要实施健康中国战略，就要完善国民健康政策，为人民群众提供全方位全周期健康服务。深化医药卫生体制改革，全面建立中国特色基本医疗卫生制度、医疗保障制度和优质高效的医疗卫生服务体系，健全现代医院管理制度。加强基层医疗卫生服务体系和全科医生队伍建设。全面取消以药养医，健全药品供应保障制度。坚持预防为主，深入开展爱国卫生运动，倡导健康文明生活方式，预防控制重大疾病。实施食品安全战略，让人民吃得放心。坚持中西医并重，传承发展中医药事业。支持社会办医，发展健康产业。促进生育政策和相关经济社会政策配套衔接，加强人口发展战略研究。积极应对人口老龄化，构建养老、孝老、敬老政策体系和社会环境，推进医养结合，加快老龄事业和产业发展。

2019 年 7 月，国务院印发《国务院关于实施健康中国行动的意见》，成立健康中国行动推进委员会，出台《健康中国行动组织实施和考核方案》。

健康中国战略是国家级战略。对于门诊行业，我们认为这个战略有很多细节需要认真思考、严肃对待。

全面取消以药养医，降低药品价格，这对医院是一个冲击，而医院的药价降低，门诊的药价还能高吗？门诊的发展趋势必然是从以药养医向服务养医发展，走品牌化的路。现在的门诊，已经不可能靠着卖一款"黄金单品"攫取高额利润，长期以来药品厂家利用各种套路，比如压货、搭赠、旅游等，忽悠门诊卖产品，这不可能帮助门诊解决问题。随着产品高度同质化，产品早已经不是门诊经营的核心。

加强基层医疗卫生服务体系，健全基层医疗卫生服务体系的主要内容包括，加快农村乡镇卫生院、村卫生室和城市社区卫生服务机构建设，实现基层医疗卫生服务网络的全面覆盖，加强基层医疗卫生人才队伍建设，特别是全科医生培养培训，着力提高基层医疗卫生机构服务水平和质量，农村居民小病不出乡，城市居民享有便捷有效的社区卫生服务。转变基层医疗卫生机构运行机制和服务模式，完善投入机制，逐步建立分级诊疗和双向转诊制度，城乡居民基本医疗卫生服务费用负担减轻，利用基层医疗卫生服务量明显增加。

加强基层医疗卫生服务体系是要提升基层医疗单位的服务能力，包括农村乡镇卫生院、村卫生室和城市社区卫生服务机构，这说明这些单位的服务能力还不够，提升的空间还很大。这对私人门诊是一个政策刺激，这些单位是最直接的竞争对手，人家服务能力提升，你的服务能力就要提升更快。

伴随着西学东渐，西方文化与中国本土文化在19世纪末开始发生激烈的碰撞。中西文化之间的交汇体现在各个文化部门之间的交锋上，其中中西医之间持续的争论就是其重要组成部分。由于西方理性主义文化在民国以后逐渐取代儒家文化，占据着国家意识的主导地位，中医在这场持续至今的文化争论之中始终处于被动弱势的地位。

现代西医是在传统的希腊——阿拉伯医学的基础上利用自然科学发展的理论成就建立起来的，是西方理性主义文化的重要组成部分。中医则是在上古六经文化、儒家和道家的文化环境中发展起来的，属于中国文化的重要组成部分。作为两种文化体系下的医学知识体系，中西医分别内含了各自文化母体的元理论框架、思维方式和认知方法。方法论和认识论的本质差异，导致二者始终处在矛盾的紧张关系之中。

坚持中西医并重。中医与现代医学的矛盾几乎不可调和，两者的哲学基础是截然相反的，西医是现代科学理性主义，中医是气一元论阴阳五行论，只要现代科学解释不了阴阳五行，中西医就不可能统一。虽然中医实现弯道超车重新占据主导地位是绝不可能的事情，但是发挥自身优势在现代医学中占据一席之地还是有希望的。我们认为门诊应该借助政策的东风，多引进符合患者需求的中医项目，对提升门诊的服务质量和品牌竞争力会有很大的帮助。

医生开办诊所的政策约束已被逐步解除，可以预测未来诊所会以极高的速度增长。在深化医改的大背景下，鼓励社会办医已成为医疗行业发展的必然趋势。我国医疗服务体系提升效率和质量的关键在于推进分级诊疗，从资源配置方面调整医疗服务的供给。

第一，大力推动社会办医，引入民营资本。国家一直在大力支持社会办医，民营资本进入医疗领域的限制越来越小。2010年11月的《关于进一步鼓励和引导社会资本举办医疗机构的意见》，明确指出鼓励社会资本进入医疗服务领域。

2017年5月，国务院印发的《关于支持社会力量提供多层次多样化医疗服务的意见》中，从市场准入、审批服务、投资合作、对外开放等方面给出了医疗服务机构对社会资本开放的具体意见。支持社会办医疗机构引入战略投资与合作方，吸引境外投资者通过合资合作等方式来华兴办医疗机构。

在此背景下，资本也看到了诊所的发展前景。平安集团重资布局诊所行业，企鹅、春雨、丁香园、杏仁等医疗互联网领头羊也纷纷在线下布局诊所，于刚、于莺等知名网红医生、微博大V，也在最近几年内开起了自己的诊所。而共享诊所模式、云诊所、药店＋诊所模式，在过去的一两年中也不断涌现，同时社会资本不断涌入。

近两年，业界也不断传出儿科诊所融资的消息。知贝儿科宣布完成数千万元的A轮融资，投资方为红杉资本中国基金；唯儿诺对外宣布完成3000万美元B轮融资，由高特佳领投，锐盛投资集团与道彤投资集团跟投；网红医生崔玉涛所创立的"育学园"完成了由源星资本、双湖资本和弘晖资本共同参与的2000万美元C轮融资。

第二，放开诊所审批限制。医疗机构的设置非常复杂，许多情况下需要耗费巨大的人力、物力，适当的放开审批条件和缩减审批环节，对民营资本来说非常重要。同时，政策也在放开医生开办全科诊所的准入、医保的准入等各种条件，放开诊所开办时的规划限制、科室设置限制等，让诊所的开办难度大大减小。

2015年3月，国务院办公厅印发《全国医疗卫生服务体系规划纲要（2015—2020年）》，其中明确提出个体诊所的设置不受规划布局限制。

2017年5月，《关于支持社会力量提供多层次多样化医疗服务的意见》再次强调，凡符合规划条件和准入资质的民营医疗机构，主管部门不得以任何理由限制，同时精简、整合审批环节，个体诊所设置不受规划布局限制。

2017年12月公布的《中医诊所备案管理暂行办法》，规定举办中医诊所的，将诊所的名称、地址、诊疗范围、人员配备情况等报所在地县级人民政府中医药主管部门备案后即可开展执业活动。

传统诊所审批制度需要经过申请、公示、设置批准、环保、消防、验收、发证共7个环节，流程复杂，耗时长，门槛高。中医诊所由审批制变为备案制后，如今只需申请和发证两个环节，一次就能完成。

第三，鼓励人才流动，放开限制。医疗行业是一个服务行业，需要专业技术人才。随着新医改的不断推进，近年来国家层面对于医生举办私人诊所和多点执业乃至自由执业的限制，正在逐渐放宽。政策从行政编制上解放医生成为社会人，并给予多点执业支持，让更多高水平的医生进入到社区。

2015年9月11日，国务院办公厅就发布了《关于推进分级诊疗制度建设的指导意见》，明确提出鼓励符合条件的医生开办个人诊所。文件明确提出，通过医师多点执业等方式，鼓励城市二级以上医院医师到基层医疗卫生机构多点执业。大力推进社会办医，简化个体行医准入审批程序，鼓励符合条件的医师开办个体诊所。

## 消费者意识的巨大改变

门诊行业的政策保护没有了，全部推向市场，这就导致门诊之间的竞争变得越来越残酷。同时消费者已经习惯于其他行业的优质服务，早已不是任人宰割的羔羊。

随着生活水平的不断提高，人们变得越来越珍惜自己的生命。于是，只要有个头疼脑热、流行感冒，很多人就愿意往大医院去抢个专家号。郑州大学第一附属医院某天日门诊量 4 万余人次，手术台数 1416 台，患者"挤爆"门诊大厅，这种现象成为我国医疗现状的一个缩影。

在当前的就医格局下，不管大病小病、慢病急病，都有大量患者选择前往城市公立大医院就诊。患者一号难求、通宵排队，三甲医院病人越治越多、人满为患。与之形成鲜明对比的是，社区基层医院门庭冷落、乏人问津。这正反映患者对门诊的不信任，那是不是说患者对大医院很信任呢？我看未必，不过是两害相权取其轻罢了。

近些年来，全国各地暴力伤医事件时有发生，已成为社会高度关注的热点。本应是救死扶伤的医生，却要在弥漫着暴戾之气的氛围中担惊受怕地工作，这不仅伤害了医务人员的感情，也令社会各界深深忧虑。

一旦产生医患矛盾，患者的第一反应就是"医生的错"，这是多年以来医疗机构掌握着优势的医疗资源、肆意践踏患者的利益和尊严导致患者对医生高度的不信任。以前患者吃了亏未必敢反抗，如今医疗资源不再稀缺，患者心中积压的不满逐渐显现出来。他们不但有意愿闹，有胆量闹，而且有能力闹，还有一个叫"医闹"的新兴行业在帮他闹、教他闹、替他闹。是多么大的不满和力量竟然能催生一个以闹事为本职工作的行业的诞生？这种被压迫产生的极端不信任竟产生了如此巨大的反噬力量！

药店的快速发展极大的分流了门诊的流量。与门诊相比，药店有着极大的便利性，而且随着药房连锁化、现代化和超市化，服务能力也远高于一般的门诊。这吸引了大量的家常病、慢性病患者。

在"大病进医院，小病进药店"的医药消费模式下，近年来药店数量猛增。根据 CFDA 职业药师资格认证中心发布，截止 2017 年 5 月底，社会零售药店达 39763 家。药店开设的门槛较低，费用也低。现在又鼓励连锁加盟，审批手续简化，连锁机构都有专门跑手续的团队，又利于政府部门监管。

一般来讲，药店都是自选超市的模式，客流量比较大，顾客自行挑选药品，店员提供伴随式服务，随时解答顾客的咨询，随时为顾客选取的药物开票取货。顾客行走其间，可以径直拿取所需药物，翻看说明书、对比价格，询问店员等，有着更多的购买自由。无需排队、无需等待、无需看任何专业人士的黑脸。即使店员并不专业，OTC 吃一吃又不会死人，吃两天不见效就直接去大医院挂个专家号，反正是打死不去门诊。

市场经济必然导致充分竞争，充分竞争必然导致买方市场。消费者掌握了话语权。各行各业无不大力研究经营之道、提高服务能力，而大多数的门诊似乎还活在卖方市场的春秋大梦中，生意每况愈下当然也就不奇怪了。

# 第二章　门诊品牌的五层含义

现在门诊行业的政策几乎彻底开放，全部推向市场，残酷的竞争正慢慢吞噬那些不思进取的门诊。现代门诊，唯有坚定的走品牌化的道路，才是唯一的出路。

我们汇总参考了一千多份关于品牌的文章，并长年累月地与门诊打交道，再结合以前开办门诊的经验，总结出门诊品牌的五层含义：特质、价格、价值、文化、服务。可以说这五层含义是为今天市场经济环境下门诊品牌量身定做的。

## 市场经济品牌化潮流

市场经济就是品牌经济，在大众消费领域，品牌的力量尤其强大。

本质上，品牌化是消费者选择的结果，消费者选择的本质是他无法选择，谁也没办法仅仅通过产品介绍或广告就完全了解产品的质量，而绝大部分商品又不可能让你试用一年半载再付费。当他无法选择的时候，他会选择随大流，选择那些知名度高的、美誉度高的、价格高的，基本上不会有太大问题。

既然一个品牌可以长期拥有很高的知名度、美誉度，又可以长期卖很高的价格，这就证明它质量好。这是最朴素的逻辑。

前些年剃须刀市场洗牌之前，各种杂牌泛滥成灾，消费者几乎无从选择，杂牌产品你买哪个都是坑。后来飞科通过强势的宣传和相对不错的质量成为国内最知名的品牌，消费者往往慕名购买，使用下来，质量也算可以。而消费能力高些的会选择飞利浦剃须刀，其动辄八百一千的价格，不会是工薪阶层的首选，飞利浦可以说是剃须刀领域中的王者。

消费者选择那个名气很大的、价格很贵的，就没问题，这几乎铭刻在他的潜意识里，成为铁律。这条铁律几乎覆盖大众消费的全领域，从数码电器、服装鞋帽、家居家纺、洗护日化、生活服务等一切日常所需的商品和服务，都有各种档次的品牌来覆盖，消费者往往会习惯性地选择那些耳熟能详的品牌，这就是品牌的力量。

超市在品牌化，饭店在品牌化，孕婴店在品牌化，药店在品牌化，站在大街上一眼望去，干的好的大多是品牌店或者是懂得消费者需求的店。这些店里卖的最好的又正是那些品牌产品。在品牌化的浪潮中，门诊落伍了。现在，门诊行业的政策几乎彻底开放，全部推向市场，残酷的竞争正慢慢吞噬那些不思进取的门诊。现代门诊，唯有坚定的走品牌化的道路，才是唯一的出路。


## 适用于门诊行业的品牌定义


Amazon 公司 CEO 杰夫·贝索斯说："品牌就是指你与客户间的关系，说到底，起作用的不是你在广告或其他的宣传中向他们许诺了什么，而是他们反馈了什么以及你又如何对此做出反应。对我们来说，口碑极其重要。简而言之，品牌就是人们私下里对你的评价。"

贝索斯强调客户的评价，这倒是符合电商的特点。但是如何管理客户的评价呢？我们该怎么做才能获得好的评价？

贝索斯对品牌的定义过于宽泛，对实际操作恐怕没有具体的指导价值。

大卫·奥格威作为广告业的顶级名人，有"现代广告教皇"之称。对广告设计、公司管理、为人处事，奥格威有着自己的一套哲学。而他的哲学渗透到现代广告业，尤其在他自己缔造的帝国之中，影响之深远广泛，令人称奇。他的名言在广告的世界里广为流传，有若定律一般。他凭借着独特的人格特征与洒脱的世界观征服了许多人。

大卫·奥格威说："品牌是一种错综复杂的象征，它是品牌属性、名称、包装、价格、历史、声誉、广告方式的无形总和，品牌同时也因消费者对其使用者的印象，以及自身的经验而有所界定。"

奥格威强调品牌的复杂性，这与贝索斯正好相反。正如奥格威所说，品牌属性、名称、包装、价格、历史、声誉、广告方式，一个大品牌必然包括这些方面，甚至更多，但是一个区域性的小品牌可能就不会涉及这么多的方面。

这些巨头对品牌的定义，你很难讲他说的不对，但是你又很难使用他的观点。诸如此类的观点对门诊经营更多的是有些参考借鉴意义，而非实用价值。我们总结发现，那些关于品牌的书籍和文章完全没有适用于今天市场经济环境下门诊品牌化转型升级的。这也是我们推出本书的原因。

## 防水的索尼、不怕摔的诺基亚和流畅的 iPhone

索尼 Xperia 虽然不是最早做防水的手机，却能把防水功能发扬光大。索尼从很早就开始做防水手机了，工艺也一直都在进步，从最早的耳机孔，数据线插口都必须用防水胶堵上，到现在的完全开放式。很多索粉都喜欢秀各种防水场景，比如把手机直接放在水龙头下冲洗，或是在水底拍照，还有人把手机和泡面放在一起，但这也仅限于索粉自娱自乐。市场对索尼手机并不买账。按照索尼所公布的 2018 年财报来看，其手机业务不仅是 2018 年亏损了 971 亿日元，同时其销量也仅仅只有 650 万台，而在 2017 年索尼的销量还有 1350 万台，如今却只剩下一半不到，销量竟遭到了"腰斩"！

索尼手机失败的原因有很多，我们不能说因为他防水，所以失败了。但是，索尼手机死抓住防水功能，说明他对用户需求的把握是有问题的。防水不是刚需，甚至根本不是什么重要的需求。

产品的特质一定是足够差异化的，同时一定要符合客户的需求。仅仅差异化而不符合需求是不行的，符合需求却不够差异化也是不行的。

诺基亚，代表一个辉煌的时代。很多人以为诺基亚倒闭了，其实诺基亚离倒闭还远得很。诺基亚也还为手机继续奋斗着，虽然很多人都已经见不到它的影子。

说起诺基亚手机，你想到什么？质量好，摔不坏，能砸核桃，没错，这大概是诺基亚留在用户心中最灿烂辉煌的形象。

曾经作为高品质手机的代名词，诺基亚一度是世界人民最喜欢的手机，其砸核桃、摔不烂甚至是挡子弹等诸多本领，已经深深印刻在人们的心中。

如此强大的诺基亚为什么日薄西山，几乎彻底失去了市场呢？质量好当然是一个非常强大的特质，也意味着一家企业的良心。在手机刚刚兴起的时代，价格比较高，多数人还会把手机当作一个宝贝，使用起来十分爱惜，而质量好不怕摔正是满足了这个重要的需求点，这成了当时诺基亚一家独大的重要原因。随着科技的进步，触摸屏进入市场，与之配套的安卓系统出现，手机硬件的价格却越来越低。诺基亚正是在这场变革中失去了优势。不思进取是诺基亚失败的重要原因。换壳大法、挤牙膏、机海战术，诺基亚玩的不亦乐乎，这几乎是把消费者当傻子，却看不到市场正在飞速变化，消费者的需求已经不再是不怕摔、砸核桃等需求了。安卓的快速发展极大的激发了消费者的需求，触摸屏、大屏、流畅、拍照这些成了消费者主要的需求。至于是不是耐摔，手机这么便宜，摔坏了换一个就好，而高端手机这么昂贵，谁又舍得摔呢？当诺基亚反应过来的时候，时代已经过去。安卓已经牢牢的占据了市场。诺基亚即使傍上微软这样的巨头想强强联合也是回天无力。

在那个时代，真正改变手机格局的是乔布斯的 iPhone 4，一个真正的传奇。

iPhone 4 进入市场的时候，很多人天真的以为手机市场早已饱和了，突破无方。iPhone 4 告诉人们，手机这个宝贝，离最终形态不知道还有多远。诺基亚时代的消费者，绝对想象不到今天的折叠屏、屏下指纹、人脸解锁、4K 屏幕、墨水屏等技术。

那还是功能机大行其道的时代，老牌的诺基亚还占据着手机市场的统治地位，摩托罗拉是唯一能与诺基亚抗衡、位于手机第一梯队的大品牌。就是在这样的手机市场背景下，2010 年，苹果公司又发布了一款具有"革命性突破"意义的手机 iPhone 4，次年 10 月 4 日，大家熟悉的 iPhone 4S 惊艳问世。

乔布斯有一句名言："消费者根本不知道他们想要什么，直到你把产品放到他们眼前。"这句话深刻体现了乔布斯"引导消费"的高超理念。而 iPhone 4 就是最好的例子。iPhone 4 诞生前，大家对智能手机的印象还是笨重、操作复杂、BUG 多，远没有功能机用着省心。而 iPhone 4 的问世彻底打破了这一印象。不管是工业设计，还是操作体验、硬件配置，iPhone 4 都达到了当时工业技术的极致。

iPhone 4/4s 以足够的差异化，重重的击中消费者最核心的需求点，而消费者甚至不知道自己原来正需要这些。乔布斯的力量不在于满足需求，而在于创造需求、引导需求。

随着医疗改革的深入推进，门诊行业逐渐市场化，这个变化的速度可能远超出了医生们的想象。不知不觉中，门诊的生意一天比一天难做。医生们肯定不会坐以待毙，都在谋求转变，但是又没有什么好的思路，唯一的办法就是"学技术、加项目"，四面出击，频繁参加各种技术培训班，一次学习少则几千，多则数万。钱花了，项目上了，效果却并不理想。

这些项目的本质是什么？这就是门诊的"产品"。这些产品的特质是什么？真的是消费者需求的吗？门诊消费者最本质的需求在哪里？头疼脑热感冒发烧真的需要那么多医疗技术来解决吗？门诊医生的短板真的在于技术很差、项目很少吗？一个煎饼摊生意不好是因为他没掌握 500 种煎饼的做法吗？

盲目的增加项目，既耗时又耗力，最终折腾下来还得不到患者的认可。一家优秀的门诊，项目不必太多，精选一两个做到极致就足够成为当地的品牌，可惜我们的医生大都不会把精选的项目做细致。

## 平价的大众和奢华的宝马

大众汽车（德语为 Volkswagen）是一家总部位于德国沃尔夫斯堡的汽车制造公司，也是世界四大汽车生产商之一的大众集团的核心企业。2016 年位居《财富》世界 500 强第七位。

Volks 在德语中意思为"国民"，Wagen 在德语中意思为"汽车"，全名的意思即"国民的汽车"，故又常简称为"VW"。中国台湾译为福斯汽车，而大陆译为大众汽车，意思是"人民的汽车"。我觉得汉语翻译成"大众"并不十分贴切，译作"百姓牌汽车"更好些，然而"百姓牌汽车"似乎比较土气。

无论从任何角度看，大众都是汽车行业的巨人，也是世界上最伟大的企业之一。但是，再高大的巨人也有犯错的时候，大众折戟辉腾就是品牌升位失败的教科书级别的案例。

20 世纪 90 年代中后期，奔驰宝马等豪华品牌开始扩大自己的版图，把触手伸向了价位较低的中级车领域，这让当时的大众总裁皮耶希深感不安，为此他决定进行反击，方法是打造一款能与奔驰 S 级和宝马 7 系相匹敌的豪华 D 级车。

辉腾项目在 1997 年启动，为了追求完美无缺，技术狂人皮耶希给他的工程师提出了多项技术要求。为了辉腾，皮耶希老爷子还专属打造德累斯顿透明工厂，建造费用高达 1.86 亿欧元。

可以说，这样的背景下诞生的辉腾，就如同含着宝玉出生的豪门子弟，充满幸福。

然而名字叫做"辉腾"，却没有走向辉煌，2016 年 3 月，大众正式宣告了辉腾的停产，结束了其短短的 14 年的生命周期。

辉腾为何停产？首先，辉腾不仅产量极低，销量也极差，并给大众带来了巨额亏损。制造成本更是居高不下，堪称卖一辆亏一辆。曾有大众内部人士透露，辉腾的生产成本是 Passat 的 3 倍，而其单车盈利能力则为负 2.81 万欧元（约合 20.5 万元人民币），亏损率则高达 40%，自 2002 年量产以来，仅辉腾一个车型就给大众集团带来了 20 亿欧元（约合 145.9 亿元人民币）的累计亏损。

其次，辉腾产品更新换代慢，产品售价高，产品力逐年下降。除市场表现不佳以外，辉腾在 14 年的产品周期内仅进行了两次小改款，相比竞争对手已落后两代车型，产品竞争力明显不足。

辉腾是大众谋求品牌升位的一场重要战役，但是大众家用的品牌形象牢牢地占据了消费者的心，这种品牌形象不可能凭借一款产品就能改变。消费者对大众的价格认知就是在 10 万—50 万之间，突然生产一款 200 万的豪车，消费者很难接受。一个品牌所属的价格区间，一旦在消费者内心形成确认，将很难改变。价格区间也决定了品牌的层次。

一家门诊长期以来的定位如果是平价门诊，那就很难通过涨价的方式升级为高端门诊。平价门诊的客户群体主要是价格敏感型人群，一次问诊消费均价如果是 30 元，你涨到 50 元，患者就很难接受。如果通过渐进式的方式涨价，从 30 到 35 到 40，再到 80 或 100，同时再做一些其他改进这样似乎稳妥些，但是在门诊经营方式和服务水平没有随价格提升而提升的情况下，"硬涨价"，消费者恐怕很难认可。平价门诊升级为高端门诊，最好的办法是推倒重来，"重装升级"，按高端的方式重装门诊，提升消费环境的档次，提升服务水准，让消费者感到"钱花的值。"

宝马（BMW）是享誉世界的豪华汽车品牌之一，与大众家用车的定位正好相反。

在豪华汽车领域深耕多年的宝马，深知高端客户的需求在哪里。

高端的品质只不过是基础而已，高端的心理满足才是核心。这种豪华品牌的营销"秘密"在宝马 750Li 的广告片中的到了充分的展现。

这部宝马 750Li 的广告片十分精妙，简直像一部时长 3 分钟的微电影，它并没有什么故事情节，但是通过影像、色彩、音乐的巧妙搭配，具有极强的代入感，仿佛一部悬疑片，牵着观众的思绪。它的"秘密"就是这些吗？当然远远不止。

短片开头漆黑的背景，高速公路上一道弧状的路灯，角度恰到好处，这是一种电影大片的既视感，背景音乐深沉大气。一道闪电瞬间照亮整个屏幕，一辆宝马的车头出现，镜头向下拍摄，宝马的蓝白车标点亮短片主题。画面回到刚才的高速公路上，此时已经是黎明的微光，一辆宝马远远的疾驰而来，风驰电掣一般。短片通过四个画面对该车进行了整车展示，然后迅速切入细节。镭射灯的距离甚至可以用遥远来形容，这样的画面极大的刺激观众的神经。碳纤维车体结构的画面仿佛一幅车体解剖图，极具震撼效果。

我向很多人展示过这段影片，看完后大家的反应，第一是看不见"750Li"，第二是没记住它一个特点，那么大家看到了什么呢？高档、昂贵、典雅、豪华。这并不奇怪，短片通过影像、色彩、音乐的巧妙搭配，要传递给你的就是这个，而不是什么几缸、真皮座椅之类的参数，这个短片看上去是产品特点介绍，实际则是一部高大上的虚荣心展示片。

油耗、动力、空间、内饰，那是穷人关注的东西。肯花 200 万买车的人，有时间关注这种东西吗？他们只关心这个价格能不能配上自己的身份。

高端品牌，产品本身不是关键，那些彰显身份的细节才是致胜的秘诀。

定位高端的门诊，我们接触过一些，单次问诊均价在 150 ~ 200

元，除了一些特色疗法外，并没有提供优质的服务。久而久之，患者不会接受仅为了一个特色就付出几倍的高额诊费。廉价的服务质量不足以支撑高昂的诊费。不客气的讲，大多数门诊的服务水平比起那些优秀的超市，距离还是很大的。高端的门诊，应该在哪些方面提升服务质量呢？其背后的逻辑又是什么？在本书后面的内容里，我们会详加论述。

## De Beers，品牌定位的旷世神作

人在什么时候最容易闭着眼睛乱花钱？无非生老病死，婚丧嫁娶。所谓人生大事，不过如此。

婚丧嫁娶，一丧三婚，看来结婚比去世重要些。谁这辈子不得结次婚呢？而且，大多数人结婚的时候恐怕不会想"这是第一次结婚，凑活凑活算了"，应该都会想"反正只结一次婚，不怕花钱，不要留遗憾"。

戴比尔斯（De Beers），敏锐且成功的抓住了爱情的机会，"发明"了爱情的象征和信物。

130多年前，De Beers开始寻找大自然最精美与崇高的馈赠。戴比尔斯联合矿业公司（De Beers Consolidated Mines），开启了钻石业界的品牌传奇。De Beers是全球最大的钻石开采公司。自1888年创立以来，De Beers便成为钻石的代名词。早在六十多年前，De Beers就建立了销售机构，分销占世界大多数的宝石级钻胚，确保发展迅速的世界钻石市场的稳定。

作为全球领先的钻石公司，De Beers因其无与伦比的钻石探测和开采技术而闻名世界。De Beers向公众引入了钻石行业的首个钻石分

级系统："4C"标准。这种分类标准一直沿用到今天。

钻石当然是一种珍贵的宝石，但问题是这个世界上珍贵稀有的宝石、矿物种类太多了，为什么只有钻石成了爱情的象征？原因只有一个，那就是 De Beers 说它是爱情的象征，是权势与珍贵的象征，说的时间长了，大家就相信了。颇有点"谎言重复一千遍就会变成真理"的意味。犹太人真是敢想敢干。

钻石既然代表了爱情，那它卖多少钱都是合理的，因为你的爱情，那个价值不是用金钱来衡量的。

"A diamond is forever"这句广告词是 De Beers 在 1951 年所用的广告词。当时的智威汤逊芝加哥公司为 De Beers 塑造形象，"钻石恒久远，一颗永流传"便是那时创作的经典之作。

1993 年香港的奥美广告公司，征集"A diamond is forever"的中文翻译，经过半年的评比，一名大学教师的一句话被选上，于是"钻石恒久远，一颗永流传"这句经典的广告语成功的进入中国，并历经超过十年的时间使中国消费者开始广泛接受钻石文化。

"钻石恒久远，一颗永流传。"这句广告词可谓是一石五鸟。其一，它让男人们都认为只有钻石才能代表自己对女人的爱，所以买再贵的钻石也是应该的；其二，它也让女人们认为，只有你给我买钻石才能证明你爱我；其三，钻石等于永恒，谁不想买一颗小小的钻石就得到永恒的爱情；其四，你买的钻石仅代表你的私人爱情，所以不要给你的爱人买二手钻石，那是别人的爱情；其五，一颗永流传，即使当事人死了，钻石也应该由孩子保管，永远流传下去，千万不要拿到二手市场上扰乱行情。实际上，二手钻石是十分廉价的，根本不保值，更遑论升值。

"钻石恒久远，一颗永流传"，这句广告词，喊了几十年。终于，全世界都信了，钻石就是爱情，不买钻石不结婚。这是真正的无中生有，把一块石头跟原本毫无关联的爱情死死的绑在一起，成功催眠全世界，这是品牌定位的旷世神作。如果说还有哪个品牌定位水平能跟 De Beers 的这个相提并论，我相信一定是"今年过节不收礼，收礼只收脑白金"。

价值是什么？马克思说价值是"凝结在商品中的无差别的人类劳动"，马克思显然是没机会看见全自动流水线。

价值是品牌所代表的超乎价格的更加珍贵的某些特质，并因消费者的需求不同而差异巨大。De Beers 钻石的价值，跟南非钻石矿的黑人毫无关系，只跟你的爱情有关系。沙漠里的一瓶农夫山泉绝不是价值 2 块钱。

门诊品牌的价值在哪里？这取决于于门诊如何定位。一位仙风道骨的老中医，大概会得到两种截然相反的评价，一种是骗子，另一种是神医，患者看见他病就好了一半。这种价值在于，只要患者生病就一定会来找这位老神仙。门诊的品牌具有了不可代替性，这种不可代替性是多维度的，取决于门诊的定位。老神仙中医是一种，快乐的儿童乐园儿科也是一种，服务周到的全科门诊也是一种。价值在于创造。

## 精细严谨的德意志

德意志民族素以严谨、守时的优良工作作风被我们学习和崇拜，长久以来德国制造甚至成为了质量和信誉的代名词。

熟悉柴油机制造业的人都知道这样一个说法：中国制造的柴油机，噪音在数公里外都听得见，柴油机周围数十平方米都是油迹；而德国人生产的柴油机，则要安静得多。

1984 年，武汉柴油机厂聘请德国退休企业家格里希任厂长。

格里希上任后开的第一个会议，市有关部门领导也列席参加了。没有任何客套，格里希便单刀直入，直奔主题："如果说质量是产品的生命，那么，清洁度就是气缸的质量及寿命的关键。"

说着，他当着有关领导的面，从摆放在会议桌上的气缸里抓出一大把铁砂，脸色铁青地说："这个气缸是我在开会前到生产车间随机抽检的样品。请大家看看，我都从它里面抓出来了些什么？在我们德国，气缸杂质不能高于 50 毫克，而我所了解的数据是，贵厂生产的气缸平均杂质竟然在 5000 毫克左右。能够随手抓得出一把铁砂的气缸，怎么可能杂质不超标？我认为这不是工艺技术方面的问题，而是生产者和管理者的责任心问题，是工作极不认真的结果。"

一番话，把坐在会议室里的有关管理人员说得坐立不安，尴尬至极。

两年后，格里希因种种原因卸职时，武汉柴油机厂生产的气缸杂质已经下降到平均 1000 毫克左右。回国后，格里希又几次来中国，每次都要到武汉柴油机厂探望。在厂里，他有时拿着磁头检查棒发现气缸有未清除干净的铁粉时，忘了自己已经不是厂长，仍然生气地向周围陪同的人大声咆哮："你们怎么能这么不认真！"

如果说强大的德意志是一个可怕的民族，那么，认真也是一种可怕的力量，它大能使一个国家强盛，小能使一个人战无不胜。我们确实应该好好学习德国人认真得近乎刻板的精神，将认真贯彻到自己点点滴滴的行为中。一旦"认真"二字也深入到自己的骨髓，融化进自己的血液，你也会焕发出一种令所有人，包括自己都感到害怕的力量。

德国人，他们是举世闻名的严谨，德国人的严谨是广为人知不容置疑的。

把品牌上升到文化层面，是一个绝佳的定位策略。

门诊作为医疗行业，在文化定位上有着得天独厚的条件。中医主打传统文化，阴阳五行、太极八卦，从《黄帝内经》到《本草纲目》从扁鹊华佗到张仲景、孙思邈，材料之多，不可胜数。可惜我们的门诊医生大都视而不见。这并不奇怪，恐怕大多数的中医门诊医生都没有通读过《黄帝内经》。

中医是中国传统文化的一个有机构成部分。儒学文化是中国传统文化的核心，儒家所宣扬的仁义道德对古代医德的形成有着较大影响。传统文化对中医的性质定义为"仁术"，仁者爱人，除疾保命即是行仁施爱所以医学便是仁术。西晋杨泉认为："夫医者，非仁爱之士，不可托也，非聪明理达，不可认也，非廉洁淳良，不可信也，其德能仁恕博爱，其智能宣畅曲解。"因此，古人论及中医与传统文化的关系时，则曰："儒不必医，医必须儒。"

中医的许多观念是东方智慧的结晶，讲究"治病求本"，不要停留在对症处理，本质治好了也就是通常所说的治断病根；强调"治未病"，饮食、劳倦、精神、气候、环境等因素都会影响健康，细菌病毒之类只是环境中的因素之一，每个人都是自己的医生，从养生着手就能早期防治疾病；"整体观"，从全体分析，能透过现象看本质。治病是这样，治国也是这样，古代的贤臣大都懂中医，一些西医学者也在吸收这些中医观念；"扶正祛邪"可治疑难感染症，譬如人们担心超级细菌，其实超级细菌本身毒性不高，但抗菌素都不起作用，西医无计可施，而中医不需要直接考虑抗菌问题，只要提高正气，提高身体的免疫力，即可达到不战而屈人之兵、扶正而驱邪的目的。

这些特点都是与传统文化息息相关的，善加利用，就可以打造一个具有文化特质的中医门诊。

## KASHIITA 的启示，极致的服务

在日本有这样一家餐厅，被人们称"充满奇迹的西餐厅"。自成立之日起，在不宣传的情况下，顾客主动盈门，年营业额持续增长，客源不断，有的顾客甚至从别的城市远道而来。这家店就是 KASHIITA。KASHIITA 成立于 2001 年，位于日本东京表参道。截止目前，KASHIITA 年营业额高达 15 亿日元以上。那么 KASHIITA 究竟是做了哪些服务，吸引顾客们主动前来消费呢？

随着科技的发展，顾客信息数据化管理受到越来越多的企业重视，它不仅可以更好的了解顾客，更可以针对顾客做精准化的服务和营销。KASHIITA 也不例外。

在 KASHIITA 有这样的一间办公室，这里是专门用来接听顾客预约电话的。仅仅是接顾客的预约电话吗？当然不是，更重要的是店员需要和顾客的沟通，了解顾客的详细情况。例如：顾客的姓名、生日、口味、喜好，对食物热量要求，甚至顾客宠物的信息等，都要了解清楚，并将所有的信息，录入到电脑里。

有了这些详细的信息，员工们会在营业前 3 个小时，对每一位今晚来就餐的顾客进行详细的了解和分析，以便对顾客进行精准的服务。比如：知道顾客非常喜欢狗，KASHIITA 专门做了一杯具有小狗拉花的咖啡送给顾客，这就让顾客非常很感动。

迄今为止，KASHIITA 的电脑系统里录入了大约 15 万名顾客的信息。因此，KASHIITA 比起其他餐厅，更加了解自己的顾客，因此也能提供更加精准的服务，让每一桌顾客都感觉自己很特别。

所有在 KASHIITA 就餐的顾客，都会提到 KASHIITA 的服务真的很好。那么 KASHIITA 究竟在服务中做了哪些事情，让顾客们这么认

为自己是特别的？

在 KASHIITA 就餐的顾客，你会发现在餐巾上会绣有你的名字。这对第一次来到 KASHIITA 就餐的顾客，往往会非常感动和惊喜，许多顾客都会表示会将这块餐巾带回家收藏。

天气变冷时，KASHIITA 的服务人员会悄悄在顾客外套里放进一片暖宝宝，顾客发现后，会很意外，也很惊喜！暖宝宝上面，还用英文写着"谢谢"。

顾客在 KASHIITA 求婚成功后，KASHIITA 的服务人员在楼下举着"祝福你们，婚姻美满，永远幸福"的牌子。顾客也是惊喜不已。KASHIITA 服务人员的行为，让被求婚的女士感动得流下了眼泪。

这样的细心服务还有很多，通过口口相传，让 KASHIITA 受到很多当地媒体的关注，还给这家餐厅起了一个别称，叫"充满奇迹的西餐厅"。

KASHIITA 的老板高桥先生认为：为了吃饱饭而存在的餐厅到处都是，仅提供好的美食，已经满足不了顾客了。只有给顾客创造惊喜，顾客才有可能再来，并且也会介绍别的顾客来店里。

优质的服务是比产品本身更重要的特质，产品本身就是一种有形的服务。

产品最终要实现的目的是什么？

假设我们买一台电视机，那么我们买电视机要最终要实现什么目的？购买本身不是目的，买回来摆在家里也不是目的，打开看节目是吗？也不是，看节目得到的愉悦感和满足感才是最终目的，所以，电视机质量要好、画面要清晰，才能顺利实现最终目的。同样的，买洗衣机，买来和使用都不是最终目的，最终目的是能洗干净衣服让我们正常地生活。

产品最终是一种服务。

如果我们生了一点家常病，那我们去门诊看病，最终目的是什么？恢复健康，继续快乐的生活。那么，在就诊的那个时刻，我们可以立刻恢复健康吗？当然不能，但是门诊的服务、大夫的态度却是我们能立刻感受到的。

患者是痛苦和烦躁的。

患者唯一能感受到是医生的态度。

患者不能确定你是否能医治他。

门诊患者的第一需求是什么？

不是被医治，而是被关心和尊重。（仅剩 3 个月寿命的绝症患者不在讨论之内）

这跟你的医术没有任何关系，只跟你的服务有关系。

在供应远大于需求时，医生根本不在乎患者的感受，爱来不来，反正不缺患者；而门诊行业一旦彻底推向市场，就会迅速变成买方市场。现在的门诊生意每况愈下，但是医生们似乎还没有看明白问题出在哪里。具体表现就是总以为是产品的问题，于是大量引进各种技术、各种药品，却依然不能吸引患者。超市之间互相竞争，有的赚钱，有的亏损，这是因为他们的产品不同吗？当然不是，可能他们之间唯一的相同点就是产品相同。门诊医生的水平真的能拉开什么档次吗？我们接触过的门诊医生，无一例外的都认为自己的水平会"略高"丁其他医生，至少"不低十"其他医生。这就有意思了，大家都觉得比别人水平高，那么谁的水平低呢？这不过是医生们的错觉罢了。这个现象也正说明了门诊医生的水平大都在伯仲之间，很难说谁就能高明许多。同样一个感冒，吃你的药 6 天痊愈，吃他的药 7 天痊愈，患者会关心吗？这也就是说，门诊的产品"技术和药品"在患者眼里几乎是无差别的。患者选择哪一家门诊，跟产品关系不大。

现代社会，产品同质化已经是最清晰的事实。不同品牌的手机，把商标遮挡起来，你能看出什么区别？液晶电视，可能除了牌子不一样，别的都一样，除此之外唯一的不同就是品牌之间喊得"噱头"不同，产品在硬件上的差异化仅仅是"表达方式"的不同，摆在家里无非就是看电视节目而已，你永远不会再想起那些"噱头"。超市里的货架上，同品类的比如牙膏，不同品牌的区别你说的清？买几支回家用用，好像也没什么区别。事实上同样价格的产品不可能在品质上拉开什么差距。

品牌致胜的原因是多方面的，产品仅仅是其中一个环节，而且在产品高度同质化的今天，产品自身占比是越来越小了。品牌定位维度、营销手法、广告策略、服务水平的重要性远高于产品本身。

既然门诊的产品"技术和药品"在患者眼里是无差别的，那门诊应该靠什么吸引患者呢？

门诊作为一种小微型的店面营销服务，最能体现其差异化的可能就是服务了，虽然在下一章我们会分享许多门诊定位的维度，但是不管门诊如何定位，最后一定会叠加"服务定位法"。靠服务取胜是小微型的店面营销最核心的武器，是店面营销的真正的核心竞争力，是定位差异化最精深的手法。这在中国社会尤其重要，因为让中国人低下头来为别人服务，真是比上天还难。这是由中国文化的特殊性和中华民族的民族性格决定的。

你想在门诊行业竞争获利，先想明白这个面子问题，自己先学会尊重客户，再让员工尊重客户。

结合特质、价格、价值、文化、服务这5层含义，我们认为：品牌就是持续的提供优良的产品和服务，其本质是一套成熟完善的企业管理体系。

　　我们要是能够"持续"地提供"优质"的"产品"和"服务"，必然对企业是可控的。所以，品牌在本质上其实是一套成熟完善的企业管理体系。你都无法管理自己的员工，企业根本不可控，还谈什么产品和服务呢？那么管理一家小微型的企业，需要哪些知识呢？我们认为首先是管理者文化认知的改变，然后是思维方式的改变，这是人与人之间最大的区别之一，最后这些改变的成果是形成有效的中国式管理模式。为什么一定是中国式管理模式？一家大中型企业的管理模式一定是西式的数字化、制度化的模式，但是一家小微型企业是绝不可能实现真正的制度化，它唯一有效的管理模式就中国式的、兄弟人情式的管理，这种模式的本质是中国人情关系的博弈，这是西方人根本无法理解的游戏，是十分难以掌握的。可以这样说，不管一家企业做到多大，不管它的制度化多么完善，只要它是中国人主导的，就一定离不开中国式的博弈。

# 第三章 门诊品牌定位的基本方法

定位是要解决做一个什么样的品牌的问题。我们要先确定要做什么，再研究怎么做，所谓想明白才能活明白。

我们对品牌定位的定义是：为自己的品牌在市场上树立一个明确的、有别于竞争对手的、符合消费者需要的、有壁垒的形象。这里有三个要点，第一是足够的差异化，第二是符合消费者需求，第三是形成壁垒，不能被随便复制，缺一不可。

品牌定位是创造性思维，从红海中发现蓝海，差异化战略，细分市场或另辟市场。同时，品牌定位又是多重定位的综合式思维，多个定位维度同时操作。

## 古越龙山的"皇酒"梦

黄酒是世界上最古老的酒类之一，源于中国，且唯中国有之。黄酒与啤酒、葡萄酒并称世界三大古酒。约在 3000 多年前，商周时代，中国人独创酒曲复式发酵法，开始大量酿制黄酒。

黄酒以大米、黍米、粟为原料，一般酒精含量为 14%～20%，属于低度酿造酒。黄酒含有丰富的营养，含有 21 种氨基酸，其中包括有数种未知氨基酸，而人体自身不能合成必须依靠食物摄取 8 种必需氨基酸黄酒都具备，故被誉为"液体蛋糕"。

说起黄酒，其身份似乎一直比较尴尬。作为中国历史最为悠久的酒种，消费者对黄酒的认知并不明确，在江浙一带，黄酒的受众还算普遍，但往往跟另外一种同样比较流行的米酒相混淆；在北方，尤其是华北地区，消费者对黄酒的认知还停留在调料或者料酒的层面。很多黄酒的包装低档，在超市里被摆在调味品的货架上，与酱油醋为伍，售价不过几元钱。

古越龙山品牌定位之战，是中国品牌策划史上的经典案例之一。

产品本身是没有"生命"的，但是通过与品牌代言人的结合，产品就有了品牌代言人的形象与个性。消费者会通过对品牌代言人的感知来了解产品本身。这就要求品牌代言人在选取和运用上与产品设计真正融合，为提升古越龙山品牌价值服务。

古越龙山要占领江浙沪外的高端市场特别是北方高端市场，赢得政务、商务、文化人士的青睐，必须要给古越龙山添加阳刚英雄之气，凸现尊贵王者之气，同时又要继承古越龙山的深厚文化内涵。最终选择了有"银幕皇帝"之称的实力派演员陈宝国作为古越龙山的品牌代言人。陈宝国成熟男人的气质、成功人士的形象与古越龙山的品牌战略相吻合，而陈宝国主演《汉武大帝》《朱元璋》及《越王勾践》，事业如日中天，也符合古越龙山品牌快速成长的市场形势。

在古越龙山广告影片《古越龙山·陈宝国竹林对酌篇》中，创作了古越龙山的品牌传播口号，新广告语"数风流人物，品古越龙山"，为陈宝国量身打造。影片中，着汉武帝装的陈宝国和着现代装的陈宝国对酌竹林间，煮酒论英雄。尊贵、大气、迎合了高端消费群体的口味和心理，硬朗的陈宝国和古越龙山龙酝花雕酒精美包装交相辉映，产品也在不经意间赋予了尊贵帝王之气。

粮食还是那个粮食，酒厂还是那个酒厂。酱油醋的邻居，摇身一变，立马成了皇帝喝的酒。太监们推着小车到调味品货架给皇帝买酒的景象实在是魔幻。然而钻石是不是代表爱情，只取决于你怎么宣传。皇帝到底喝不喝这个酒，不重要，重要的是只要你宣传的时间够长，长到让大家都相信就可以了。

古越龙山后来定位升级，2011 年，在古越龙山建厂 60 年、沈永和创始 347 年之际，推出"国酿六千年，库藏中国风"大型品牌宣传系列活动，"古越龙山"形象定位即为"中国之国酿"。今天打开古越龙山官网，"国酿古越龙山"六个大字十分醒目。

国酿六千年，比中国号称的 5000 年历史还长 1000 年。大家一定记得还有个叫"国窖 1573"的，那个气势实在是差的太多。"国酿"二字，直指茅台"国酒"。古越龙山的定位恐怕是"国酿"与"国酒"分庭抗礼。但我想，古越龙山的国酿地位若要稳固，不能仅停留在国宴，一定要不惜一切代价让权威人士说"你们那里的古越龙山是用什么神水做的，那么香？"然后再喊 100 年，也许会受到全国人民的认可。

这就是古越龙山的定位故事，不知道你看出点儿什么？

## 什么是定位

定位理论不是我们发明的，但是我们是第一个把这套理论应用于国内门诊经营管理系统中的。

定位理论是由美国著名营销专家艾·里斯（Al Ries）与杰克·特

劳特（Jack Trout）于 20 世纪 70 年代提出。里斯和特劳特认为，定位要从一个产品开始，那产品可能是一种商品、一项服务、一个机构甚至是一个人，也许就是你自己。但是定位不是你对产品要做的事，定位是你对预期客户要做的事。也就是说，你要在预期客户的头脑里给产品定位，确保产品在预期客户头脑里占据一个真正有价值的地位。

从 20 世纪 60 年代末 70 年代初开始，美国的商业竞争越来越激烈，竞争的速度、深度和广度前所未有，空前惨烈，传统的注重组织内部运营效率提升的各种管理理论、管理工具已经不能帮助企业取得成功，于是，如何应对竞争成为当今商业竞争的主题。

定位是要解决做一个什么样的品牌的问题。我们要先确定要做什么，再研究怎么做，所谓想明白才能活明白。

我们对品牌定位的定义是：为自己的品牌在市场上树立一个明确的、有别于竞争对手的、符合消费者需求的、有壁垒的形象。这里有三个要点：第一是足够的差异化，第二是符合消费者需求，第三是形成壁垒，不能被随便复制，三者缺一不可。

品牌定位是创造性思维，从红海中发现蓝海，差异化战略，细分市场或另辟市场。同时，品牌定位又是多重定位的综合式思维，多个定位维度同时操作。

创造性思维就是要创新。经过我们长期学习研究，对门诊品牌定位维度做了如下总结，并提出一些新的思路，相信能为广大门诊医生提供一些帮助。

## 地理位置定位法

"决定房地产价值的因素，第一是地段，第二是地段，第三还是地段！"

几十年来，这句话被房地产界奉为金科玉律。其实，岂止是房地产界，只要开店，地段就一定是至关重要的因素之一。

如今，"好酒不怕巷子深"的观念早已过时，如果店面地址没选好，再好的产品，也不一定能卖出去。首先要保证的是要周围的人知道你的存在，其次再推出优质产品，这样才可以迎来更大的消费市场。"找到一个理想的店面，开店创业就等于成功了一半。"这话一点都不为过。开店不同于办厂开公司，以零售为主的经营模式决定了店面的选择至关重要，它往往直接决定着店铺的成败。可以说，任何开店者都期望找到一个理想中的"黄金地段"。

开店选址的重要性不用多说，我们在选址的时候，一定要亲自跑到大街小巷去，多看，多问，才会找到适合你开店的好店址。做市场调查是比较辛苦的，但做生意本来就是件辛苦事，特别是刚刚进入这个行业时。选址这么一件头等大事，如果你连实地考察找店面都不愿意做，那么你以后的经营肯定做不好。

市场调查既可以弄清楚店址的具体位置，还能调查诸如周围环境、客流量多少、店址是否具有发展潜力等问题。盲目选择店址造成失败既令人惋惜，也是最难被人原谅的。多调查是选择店址的最好方法，但光跑光看还不行，还要记得把你的嘴巴带上，顺便问问附近商店的经营或其他与经营无关的情况，有时还会得到意想不到的收获。

虽然我们说，没有绝对的好店址，也没有绝对的坏店址，但在实践中，有很多经验还是可以供我们在选择店址时参考。旅客上车、下车人最多的车站，或者在几个主要车站的附近。也可以在顾客步行不超过 20 分钟的路程内的街道上设店。在选择具体的店址时，照搬教条是不可取的，即使再旺的繁华地段，也会有死角，所以，在选择时一定要注重亲自调查。

有的地方，表面看来，车水马龙、人流如潮，但并不是聚客的地方。这就是在闹市新开店很快就失败，而在小巷开店却生意红火的重要原因。你所经营的行业与你所选的店址合拍，该店址就是好店址。简言之，只要能使你的商店生意兴隆的店址，不管商店的位置是在商业中心还是偏僻小巷，都是好店址。因此，你在开店时，你要考虑你所经营的行业是否适应相关地区人们的需要。

拐角的位置往往是很理想的，它们在两条街的交叉处，可以产生拐角效应。拐角位置的优点是：可以增加橱窗陈列的面积。两条街道的往来人流汇集于此，有较多的过路行人光顾，可以通过两个以上的入口以缓和人流的拥挤。由于商店位置面临两条街，选择哪一面作为自己商店的正门，则成为一个十分重要的问题。一般的做法是，选择交通流量大的街道作为商店的正门，即店面，而交通流量小的街道一面则作为侧门。

我们归纳了门诊选址的五个主要参考标准，当然选址标准要与其他定位维度相结合使用。

（1）人口质量。首先是密度，然后是质量。门诊附近有多少小区，共计多少人口，小区房价多少，入住率多高，这是门诊选址要考虑的首要因素。

（2）人流量统计。这其实是统计消费者出行路线习惯。统计备选位置门前每天的人流量，以及附近店铺每天客流量。

（3）交通便利性。交通：必须考虑交通的便捷性，如有没有公交车、地铁站等公共交通；停车：停车是一个很重要的考量因素，很多患者会因为停车的便利性而选择到这个门诊就诊。

（4）竞争对手。在同一个商圈内选择时，要考虑到同行的诊所形态、数量以及的生存状态。同行多不一定是坏事，同行少也不一定是好事。要考察同行的生存状态，最简单的办法是统计这些同类门诊每天的进店人数和人口结构，这些数据都可以作为参考值。

（5）未来的发展性。除了眼前看到的，还需预测这个商圈未来三年、五年，甚至更长远的发展潜力。

地址在某种程度上决定了客流量的多少、患者消费能力的大小、门诊对潜在顾客的吸引程度以及竞争力的强弱等。选址适当，便占有了"地利"的优势，能吸引大量患者，生意自然就会兴旺。地址选择要以便利患者为首要原则，从节省患者的购买时间、节省其交通费用的角度出发，最大限度地满足患者的需要。否则就会失去患者的信赖和支持，也就失去了存在的基础。

## 客户群体定位法

门诊客户群体定位，是比较简单的定位方法。简单意味着没有壁垒，人人可做，但是由于其在门诊品牌定位中的基础性，又是每个门诊都必须做的。我们需要明确的是，仅凭客户群体定位不足以让你成为一家优秀的门诊。客户群体定位是成为一家优秀品牌门诊的条件之一，而不是全部条件。

门诊客户群体，按照不同的维度可分为儿科、妇科、高端诊所、平价诊所等。品牌定位是创造性思维，从红海中发现蓝海，差异化战略，细分市场或另辟市场。客户群休是可以继续细分下去，这就需要门诊经营者持续学习、开动脑筋进行创新。下面我们对儿科和高端门诊稍作分析。

儿科门诊由于其客户群体的特殊性，在经营上要深度研究儿童的需求，吃药，打针是许多成人都感到害怕的事情，不要说是儿童了。可是，做父母的总是免不了要遇到这样一些麻烦事。在一般情况下，不少家长惯用的手法是：哄、骗和"威胁"。有时，到了"黔驴技穷"的地步，只好采取高压手段——捏住鼻孔，扒开孩子的嘴巴灌药，甚至"出动"全家人来捉住孩子的手脚打针。这些"牛不喝水强按头"的做法对儿童成长产生了很大的副作用。例如，有的儿童走过保健站门口就感到害怕，也有一些儿童远远看到医院的大门就大哭大闹，甚至留下终身的心理阴影。

儿科经营主要强调门诊装修和服务两个方面。

窗明几净，充满童趣，温馨又亲切的门诊，绝对会令孩子们放松、开心而愿意在里面就诊。走入这样的门诊，病都似乎好了一半。

候诊区应该是开放式的，角落有一个铺好软垫的娱乐区，有益智玩具、塑料书。可以像游乐场一样，有滑梯，有托马斯火车轨道，有摇摇乐，有旋转木马，医生护士不要穿工作服，可以穿卡通图案的衣服，发气球等儿童喜欢的礼物，可以有小游戏做。

医生们可以跟孩子、孩子的家长随意轻松聊天，可以很深入地互动交流。医生对家长的选择要尊重，但是不科学不合理的选择，一定要及时提醒。孩子们不害怕医生，不怕打针吃药，快乐轻松地看病，更不会大哭大闹。孩子们就诊非常有秩序，整个流程轻松而流畅。

门诊提供高端服务是一个重要的趋势，高端消费者需要这样的服务。高端门诊并不意味着能解决更多的病症，但是一定能提供更好的服务。高端客户往往并不关注产品本身，反而关注服务细节。

在装修上，高端门诊要不惜成本，打造高端的气质，美观性大于实用性。不仅仅要精美，还要有风格，高端门诊的装修风格是引领门诊行业潮流的标杆，是其他门诊永远追随却永远追赶不上的榜样。

在服务上，高端门诊应该提供极致贴心的人性化服务，全程引导微笑服务，提供客户需要的各种便利服务。而高端服务要求必须在每个细节上给客户提供最顶级、最专业、最经得起验证和推敲的服务。

## 产品特质定位法

门诊产品的特点不同，是门诊定位的基础方法之一，与客户群体定位法一样，是多数门诊能想到的定位维度。我们归纳了常见的几种。

打针输液型，濒临被淘汰；内服外敷，不打针不输液；推拿理疗，小儿推拿；中医养生保健；专科门诊肠胃病、呼吸道疾病、耳鼻喉、不孕不育等。

打针输液作为最原始治疗手段，越来越受到患者的排斥，因为患者就诊的目的是解除痛苦，在这个过程中最好不要再产生新的痛苦。国家政策对打针输液的态度也是很明确的。随着过度输液现象日益严重，国家及地方卫计委相继出台了对门诊输液行业由引导其规范发展逐步过渡到严格监管限制的诸多政策，限抗限输已然常态化，而对于取消门诊输液，我国并未在国家层面做出统一规定。目前，已有江苏、浙江、辽宁、广东等多个省份明确出台了涉及全省范围的限制门诊输液甚至停止门诊输液的政策，多个省份也已有试点城市或试点医院限控门诊输液。

正是受到国家政策的影响，我国大输液产量持续下滑，一方面，大输液供给端的产能出清仍将继续，同时有些情况下输液治疗是刚需因而下滑空间有限；另一方面，从大输液需求端来看，"限抗限输"的行业阵痛期即将过去，我国患者追求疾病快速痊愈动辄即以静脉输液为治疗方式的就医现状获改善。

单纯的打针输液不思进取型门诊，倒闭只是时间问题。

内服外敷，不打针不输液，很多门诊为了"特色疗法"，会有意识地规避打针输液，这些门诊在思想上是先进的。他们很多选择了透皮技术，也就是贴敷。

在基层，儿科用药还是一个弱势，不论是口服给药还是静脉给药都比较困难，特别是在静脉输液时，部分患儿如果第一针或第二针打不上的话，孩子就会大哭，家长也会心疼地跟着小哭，有时还会出现医患关系紧张或不愉快的场景。透皮技术可以解决口服给药和静脉给药带来的弊端。

透皮技术又称为经皮治疗系统（TTDS），也叫透皮给药系统（TTS），是指药物经皮肤恒速、持久地进入人体循环，可以达到持续静脉给药的效果，从而实现疾病治疗或预防的一类控释制剂。透皮技术中药物以被动扩散的方式透过表皮层进入真皮层毛细血管、毛细淋巴管，通过体循环到达靶细胞而起到治疗作用。透皮贴上的部分药物通过毛囊和汗腺管等附属器官吸收，渗透进入人体循环（内病外治），药物对穴位刺激渗透及静脉传递和放大效应，起到双重治疗效果。

小儿推拿项目是未来一个非常重要的趋势，可能会成为儿科最重要的项目之一。小儿推拿是建立在传统医学整体观念的基础上，以阴阳五行、脏腑经络等学说为理论指导，运用各种手法刺激穴位，使经络通畅、气血流通，以达到调整脏腑功能、治病保健目的的一种方法。

小儿推拿的治疗体系形成于明代，以《保婴神术按摩经》等小儿推拿专著的问世为标志。小儿推拿的穴位有点状穴、线状穴、面状穴等，在操作方法上强调轻快柔和、平稳着实，注重补泻手法和操作程序，对常见病、多发病均有较好疗效，对消化道病症疗效尤佳。

走在大街小巷，发现这几年除了看到越来越多的大小诊所，推拿按摩、小儿推拿的店也越来越多，而且很多诊所也推出了推拿治疗的业务。这几年国家在推广中医，小儿推拿因为可以不打针不吃药，受到越来越多的家长喜爱。

小儿推拿项目目前主要的问题在于市场比较混乱，门槛比较低，实际上小儿推拿一门是比较吃功夫的技术。

北京商报记者以应聘者身份咨询神拿世家小儿推拿店的工作人员，并向其表示自己不具备相关学历及经验。该店工作人员表示，拿到证书后可以先到店实习一段时间，缴纳 3000 元实习费后，一个月后就可以上岗工作。"我们不帮忙拿证，你可以找个机构办证，业内都知道其实全国没有正规的证书。"

门诊运营小儿推拿，要做出专业、做出壁垒，才能做成自己的特色项目。

中医养生保健是随着国人保健意识的增长而越来越火爆，可以预见，未来相当长的时期内，中医养生保健都会是一个不错的项目。

中医养生，就是指通过各种方法颐养生命、增强体质、预防疾病，从而达到延年益寿的一种医事活动。中医养生重在整体性和系统性，目的是提前预防疾病，治未病。中医理论的著名代表作品是《黄帝内经》。中医养生来自古代精华医学，当代中医水平有所下降，而古代中医值得后人继续开发和研究。

中医养生主要包括：经络养生、体质养生、四季养生、药物养生、起居养生、膳食养生、睡眠养生、情志养生等内容。中医养生在于调和阴阳，疏通气血，保证人体的健康。现代人压力大，工作忙，生活不规律，亚健康状态越来越年轻化，因此对于任何年龄的人来讲，养生都是必不可少的。

专科门诊肠胃病、呼吸道疾病、耳鼻喉、不孕不育等，专业细分的劣势是客户群体基数减少，但优势是单笔诊费价格会更高且覆盖范围更广，经营得法的话，覆盖临近多省也是正常的。很多医生甚至认为搞专科是门诊的唯一出路。

如今大小医院遍布都市每个角落，个体诊所只能在夹缝里求生存，论医资实力比不过人家，论设备也没人家先进，论影响力也没人家强，处境自然比较艰难。其实个体医生不管你学识多渊博，你一个人的能力毕竟有限，如果你还要把这有限的能力分散开对付各种疾病，恐怕很难做到每各病种都精湛。

如果只搞专科，集中所有精力去研究治疗某一两种疾病，所谓"一招鲜吃遍天"，这样的专科诊所肯定比搞全科好做。我们可以发挥自己的专长，选择自己最擅长主治的病作为专科开展，以专为精，这样的话我们在竞争的大潮中就很主动，生存空间就大了很多。

## 品牌形象定位法

品牌形象这一概念，是由广告定位理论的创始人大卫·奥格威于20世纪60年代中期提出的。他认为产品和人一样，也有它自己的个性。而品牌形象就是指品牌个性，它是由许多因素混合在一起而构成的，其中包括品牌名称、包装、价格、产品本身以及广告风格等。

一个塑造鲜明的品牌形象，能建立起商品与消费者之间情感需求的关系，如满足欲望、被爱、被接受、被尊重、被肯定、自我实现、无拘无束等，让消费者觉得品牌形象与他自己的自我认知相吻合，适合自己的风格与期望，进而产生认同与偏好。不过必须认识到，建立和塑造一个鲜明的品牌形象并不是一件容易的事，也绝非一蹴而就，而是需要各种广告媒介长期的努力宣传，还要持之以恒，才能累积出鲜明、一致的品牌形象。在此，大卫·奥格威有一句名言："所谓广告，就是对品牌形象的长期投资。"

产品的品牌既然和人一样，它就必须具有独特的、明确的个性，这样才能令人印象深刻，才能在一片激烈竞争的红海中脱颖而出。正是借由产品个性形象，产品才得以与消费者建立某种关系，顺利地进入消费者的生活，并在其心目中树立某种印象和地位，使得品牌本身变成一个有意义的个体。

我们对品牌定位的定义是：为自己的品牌在市场上树立一个明确的、有别于竞争对手的、符合消费者需要的、有壁垒的形象。跟别人不一样和符合消费者需求相对都好做，唯独壁垒这件事是最有难度的。如果我们仅仅使用地理位置定位法、客户群体定位法和产品特质定位法，显然是不可能制造壁垒的。成功一定是你做了什么别人做不了的事情。

品牌形象定位法运用得当，就可以实现品牌的高维度定位，让对手难以抄袭。下面我们通过一些案例来分析品牌形象定位的思路。

## 格力的"核心科技"谜

珠海格力电器股份有限公司，成立于 1991 年，是一家集研发、生产、销售、服务于一体的国际化家电企业，拥有格力、TOSOT、晶弘三大品牌，主营家用空调、中央空调、空气能热水器、手机、冰箱等产品。"格力，掌握核心科技"，这是中国人耳熟能详的广告语，是国内空调行业最响亮的口号，相对的，谁记得"一晚一度电"是哪家的广告？

"格力掌握核心科技"的广告一做就是许多年，至今已深入人心，对建立格力科技领先的形象居功至伟。人们常说"企业的广告费有一半打了水漂"，但是，这一半到底浪费在哪里？没有人知道。在我看来，企业核心诉求及表现风格变换不定，才是造成广告浪费的罪魁祸首。营销学上有个"开水理论"，即企业核心定位必须精准，诉求必须聚焦，通过持续不断的广告投放及公关传播，才能将企业观念转化成为公众观念。这就好比烧开水，只有把水烧到 100 摄氏度才能喝，即使 1 摄氏度之差的 99 摄氏度都不行。显然，格力深知这个道理。

不可否认的是，格力这句广告语取得了空前的成功，成功地塑造了"格力是科技最领先企业"的品牌形象，请注意，这就是品牌定位的秘密。但是，有几个消费者能讲明白，格力掌握的到底是什么核心科技？

中央一套黄金时间，一句"好空调，格力造"，加上成龙的大拇指，董明珠成功先入为主，完成了人们对于"空调 = 格力"的洗脑，在品牌定位上占尽先机。

实际上，格力的成功，主要是"格力是科技最领先企业"品牌定位的成功，产品与其他品牌比较，没有根本不同的差异化。

如果最早喊出"掌握核心科技"的不是格力，而是美的、海尔、松下、大金、三菱，消费者会觉得有什么不同吗？恐怕没有任何违和感，只要你是第一梯队的品牌，谁喊都一样，反正消费者又不懂技术问题，现在即使奥克斯喊出这句话我都不觉得有什么意外。问题是，这句话不是谁都有胆量喊。即使大家都是空调行业的一线品牌，你怎么就敢喊"我掌握了核心科技"呢？这个玩法风险非常大，不成功则成仁，格力是幸运的，顺利地成了国内空调行业的龙头"老大"，至于到底是不是老大，我不知道，但是很多消费者一定相信格力是，因为格力"掌握核心科技"的响亮口号在他们耳畔回响。虽然松下、大金、三菱如此昂贵但好像并没有掌握什么"核心"科技。

所谓"文无第一、武无第二"，文人之间容易互相不认同。文学这东西体裁、风格繁多，参照标准十分复杂，受众又各有所好，所以很难评的出谁是公认的第一。武术比赛的评判就简单得多，张三一掌打死李四，那张三就是第一。

那么空调技术是文还是武？是文，科学技术虽然是理科，但它也是文，只要不能放在擂台上比的都是文。既然是文，机会也就出来了，格力是不是掌握核心科技不重要，重要的是让大家相信。若空调技术是武，格力当然没办法如此定位，除非它真的是第一。

医学是文还是武？当然也是文，谁见过两个医学老教授打架呢？最多是打打说不清道不明的嘴架。正因为医学是文，才可以打嘴架，若是武那一定可以分个胜负定个生死。

现阶段门诊的竞争基本处在价格竞争的原始阶段，这是由经济发展的规律决定的，当门诊的竞争过了这一阶段，大家发现就算是免费患者也不来的时候，聪明的经营者就开始寻求其他方法。原始竞争阶段的好处是，大家都比较懵懂无知，对于对手的手段没办法或无意识进行反击，这是一线门诊扩大发展的黄金机会。

一般来讲，门诊的覆盖面积比较小，不过三四条街，服务十几个小区，已经算是干得不错的，能成功服务十几个小区的门诊，足够赚的盆满钵满。走进很多门诊，我们经常发现会挂着"再世华佗""当代扁鹊"之类的匾，这实际上就是一种从专业角度做的定位，专业的医术是足够打动患者的法宝之一。

## 茅台的"国酒"梦

茅台酒，贵州省遵义市仁怀市茅台镇特产。

茅台酒是中国的传统特产酒。与苏格兰威士忌、法国科涅克白兰地齐名的世界三大蒸馏名酒之一，同时是中国三大名酒"茅五剑"之一。也是大曲酱香型白酒的鼻祖，已有800多年的历史。

贵州茅台酒的风格质量特点是"酱香突出、幽雅细腻、酒体醇厚、回味悠长、空杯留香持久"，其特殊的风格来自于历经岁月积淀而形成的独特传统酿造技艺，酿造方法与其赤水河流域的农业生产相结合，受环境的影响，季节性生产，端午踩曲、重阳投料，保留了当地一些原始的生活痕迹。

1996年，茅台酒工艺被确定为国家机密加以保护。2001年，茅台酒传统工艺列入国家级首批物质文化遗产。2006年，国务院又批准将"茅台酒传统酿造工艺"列入首批国家级非物质文化遗产名录，并申报世界非物质文化遗产。2003年2月14日，原国家质检总局批准对"茅台酒"实施原产地域产品保护。2013年3月28日，原国家质检总局批准调整"茅台酒"地理标志产品保护名称和保护范围。

2015年，茅台酒销售收入419.12亿元，利润227.22亿元。这个利润率真是令人瞠目。

2018年8月13日，贵州茅台有限责任公司宣布，放弃"国酒茅台"商标注册申请，撤销诉讼申请，并向国家商标评审委员会致歉。

2019年6月12日，茅台集团董事长李保芳宣布6月30日前停用"国酒茅台"商标。

茅台"国酒"最开始的争议应该是在2001年。

那年，茅台开始申请注册"国酒"商标，前后历经9次，可谓是不离不弃、屡败屡战。

到2012年7月，国家商标局发布公告，称"国酒茅台"商标已通过初审，进入3个月公示期阶段，3个月内若无异议或异议不成立，该商标便正式归属茅台。

随之而来包括五粮液、汾酒、西凤、郎酒、沱牌、杜康等知名白酒企业纷纷发声，认为"国酒"商标不应被茅台注册独占。

公示期内，国家商标局共收到异议书 95 件次。而五粮液与汾酒也曾分别提交"国酒五粮液""国酒汾酒"商标申请。业内称或为反制茅台申请"国酒"商标的举动。

时隔 4 年，国家商标局在 2016 年最后一个工作日发布公告，决定"国酒茅台"商标不予注册，商标争议终告落幕。

商标局认为，"国酒"一词带有"国内最好的酒""国家级酒"的评价性含义，若由茅台永久性地独占使用，容易对公平的市场竞争秩序产生负面影响。

有业内人士称，如果茅台商标注册成功，那么"国酒"就成为茅台特有的商标，这将使得很多行业纷纷效仿。"商标局的裁决是公正的，如果予以通过，中国消费行业后续必然会出现'国烟''国茶''国奶'，这将导致行业的不正当竞争"。

2019 年 6 月 30 日，"国酒茅台"正式改叫"贵州茅台"，告别了曾经使用多年的"国酒"宣传语。6 月 29 日上午，茅台微信公众号名称由"国酒茅台"悄然更名为"贵州茅台"。而打开茅台酒股份有限公司网站，上面也没有了"国酒"字样。

茅台折腾了 18 年，赔了夫人又折兵，本来还可以自称"国酒"，非要在法律上争个名分，结果现在连吹牛都不敢了。那么茅台转了一个大圈子，现在到底是不是国酒呢？在法律上不是，在消费者的认知上却依然是。

在门诊行业，地区行业地位（诸如第一、领先、首家、历史最长）定位无疑是极具杀伤力的方法。你可以含糊的说你是"XX 市第一门诊"，但是不说具体哪方面第一，也可以更加含蓄说"XX 市行业领先门诊"，这种模糊的"行业地位"给患者暗示性。

"首家"这个概念则具有清晰的特征。一般来讲，一个地区的第一家诊所只有一家，不可能人人都说自己是第一家，但是，我们可以在细分领域中做第一家，比如"XX市第一家专业儿科门诊"，我不是第一家儿科门诊，但我是第一家"专业"的儿科门诊。我还可以是"XX市第一家引进小儿推拿的儿科门诊""XX市第一家引进无痛疗法的儿科门诊"，"第一"这两个字会在消费者心里埋下一颗种子。中国人对"第一"的迷信有多严重，去看看小朋友们家里贴的奖状就知道了。

这种领域细分可以无限细分，品牌定位是创造性思维。

同样的，"历史最长"这样的概念，也可以如此操作，不再赘述。

在门诊行业地位定位中有一个很奇怪的现象，现阶段的门诊一般不敢这样定位，他们觉得这是吹牛，但是他们一般都自称"再世华佗""当代扁鹊"。

## 蒙牛，干什么不吆喝什么

蒙牛乳业（集团）股份有限公司，总部设在内蒙古呼和浩特市和林格尔县盛乐经济园区，是国家农业产业化重点龙头企业、乳制品行业龙头企业。

翻开世界公众营养发展史，我们可以发现，"牛奶"是一个民族健康水平提升的"关键词"，推动公众饮奶量的增加，是世界各国政府的一项重要工作。在我国，党和国家领导人对奶业和全民饮奶问题的关注也由来已久。

数据显示，目前我国人均奶类占有量仅为25.59千克，是世界平均水平的1/4。在我国农村，人均奶类占有量只有2千克，仅及城市的1/10。大量调查表明，饮用牛奶太少造成的营养摄取不完善，已经严重阻碍了我国儿童的生长发育和国民体质的提升。另外，如果我国人均牛奶占有量真正达到国家提出的目标，不仅意味着国民身体素质的提高，并且将使中国奶业市场扩大若干倍、奶农的收入增加千亿元，让亿万农民通过牛奶产业链实现脱贫致富的梦想。

为了早日实现牛奶强国梦，担负起全力推进国民饮奶的历史使命，2006 年 6 月 7 日，民族乳业的领导者蒙牛乳业联合中国奶业协会、国家学生饮用奶办公室、中国教育发展基金会、国家公众营养与发展中心、人民日报和中央电视台在北京举办新闻发布会，宣布共同发起"每天一斤奶，强壮中国人——为全国 500 所小学免费送奶大型公益行动"，由蒙牛提供全部的牛奶和物流服务，总投入超过 1 亿元人民币。

2006 年 6 月 30 日，江西井冈山茅坪希望小学成为第一所接受无偿赠奶的学校。1 年多的时间，蒙牛的"送奶新长征"队伍已经贯穿祖国的大江南北，从茫茫草原到白山黑水，从中原大地到烟雨江南，全国除港、澳、台外的每个省共计数万名孩子每天都能免费享受一包优质营养的蒙牛牛奶。

随着牛奶运动的深入，人民日报、新华社、中央电视台、新浪网、北京日报、新民晚报等全国数十家中央及地方媒体，都对"每天一斤奶强壮中国人"公益行动进行了广泛、深入的报道。普及国人饮奶的新长征所到之处，也受到了社会各界的广泛支持，许多社会知名人士都积极加入到送奶新长征的队伍中来。"宣讲井冈精神第一人"毛秉华老人、内蒙古的草原英雄小姐妹龙梅、玉荣，女足国家队前队长孙雯，世界羽毛球冠军龚睿那，奥运跳水冠军肖海亮等纷纷投入到了这项饮奶普及的公益事业中，无偿担任了当地的送奶大使。

2007 年 6 月 6 日，国家体育总局训练局、NBA 关怀行动、联想、微软、新浪、华润万家、家乐福、利乐中国有限公司等爱心伙伴与原来 7 家发起单位共同开启"中国牛奶爱心行动"，调动各自的资源，为更多的孩子带去充足的牛奶营养。蒙牛也将再度挑选 500 所小学进行为期一年的免费捐赠，使受益于爱心牛奶的小学总数达到 1000 所。

做良心企业，是企业道德定位的重要方法。

门诊道德定位，要经常举行公益活动，在幼儿园、敬老院等单位举办医诊等活动，最好能把这样的活动制度化、常规化，真正实现良心企业的定位，而不是走过场。

一个好的医生不仅需要高超的医术，更重要的是要有对患者的仁爱之心，能给身处疾患中的人以健康、温暖，给他们生活的勇气和力量；要给那些因生活贫困无钱医治的人以救助，让他们体验到社会的关爱，并且能因我们的付出改善他们的生活质量甚至改变人生的命运。

从传统文化来看，中国儒家文化的核心是"仁"。"仁者爱人"，作为氏族血亲之爱，是自然情感的遗留和延续，是发自人性深处的情感震撼和道德醒悟，最终发展成为维系社会人际关系的公民道德义务和责任，具有浓厚的人道精神。"人之所系，莫大乎生死"，正是出于情感与责任，古代医者充分认识到"医乃仁术"，是"生生之具"、"活人之术"，是实现"仁爱"理想的重要手段和途径，因此要"上以疗君亲之疾，下以救贫贱之厄，中以保身长全，以养其生。"古代医者尊重生命、敢于担当、治病不分亲疏贵贱的美德，几千年代代相传，成为中华民族优秀传统文化的基因。

着眼于构建良好的行医环境，古代医者从正确处理自身与社会、患者、同道，甚至自然关系等方面提出了丰富的思想，如对待病人应当"普同一等""一心赴救"，"疾小不可言大，事易不可云难，贫富用心皆一，贵贱使药无别"；同道之间倡导相互尊重，谦逊礼让，防止"炫耀声名，訾毁诸医，"提倡"博采广谘"，这些都是中国传统文化宝藏中蕴含的关于医德建设的宝贵财富。

做企业，不仅仅要从道德上定位，更要切切实实的实践良心企业的行动。中国人常说，"君子爱财，取之有道"，这是我们的祖辈先贤留给我们的宝贵遗产和忠告，它告诫我们，一个人想要取得财富必须要靠自己的辛勤劳动和汗水，要遵纪守法、符合道德伦理纲常。只有这样，我们才能活得问心无愧，花钱也会心安理得。

做企业，要做一个有良心的企业，要有其应当的社会责任和使命。通过自身的努力从社会中获取利益是一个企业的权利，也是一个企业的根本目的，这毫无争议，但承担责任、回报社会、为社会做贡献也是一个企业应尽的义务。一个不只是为了获取利益，还要承担社会责任、回报社会的企业才是值得相信的企业，才是一个好企业。

# 第四章　行为驱动的秘密

品牌就是持续地提供优质的产品和服务，其本质是一套成熟完善的企业管理体系。

在第四章到第六章的内容里，我们会详细探讨小微型企业的管理之道，揭示中国式管理最深沉的痛苦，从内心最深处改变经营者的管理思路。老板想明白管理背后的逻辑，这是一家企业打造一套成熟完善的企业管理体系的基础。

实际上，绝大多数企业并不是高新技术产业，根本不存在"不会执行""不知道目标""困难重重"这些问题，也就是在执行的方法上不存在什么太大的问题，即使有些新上手员工的技术、话术问题，通过公司内部培训也能解决。一般企业肯定是面临执行力的问题，但这种问题又不可能通过"执行力"的课程得到解决。

根据我们的研究，各类企业尤其是小微型企业，执行力差并不是他不会执行，而是他不愿执行。这不是能力问题，而是态度问题。不是不会干，而是不想干。

## 执行力是什么

近年来"执行力"这个课题在企业管理培训行业非常的火爆，各种以"执行力"为题的课程满天飞，虽然课程本身并不能帮企业改变什么，但这至少说明一个问题：培训界和企业家们都认为执行力出了问题。

那么什么是执行力呢？

在管理辞典里，对执行力是这么定义的：企业执行力就是企业对在达到目标过程中所有影响实现最终目标的因素实行规范、控制、整合和运用的能力。

执行力就是解决困难、保质保量地完成工作任务的能力，说白了就是办事的能力，执行力高就是办事效率高、质量好、自发自觉不用别人操心。

执行力差的表现是什么呢？

老板很累、员工在"睡"，做事没结果，借口一大堆；

"有制度、没执行"，而员工总会有各种各样的办法让制度流产；

员工有责任就推、有困难就撤、有功劳就抢；

办事拖拖拉拉，不催不办，一抽一转，好像国企；

差不多思维，办事不认真，凑凑活活；

不看细节，流于表面，好像完成任务，留下一大堆问题。

一般来讲，大部分企业都会存在这类问题。而"执行力"课程就是为了解决这些问题。市面上存在的"执行力"课程大概有这些内容：

员工改变：明确结果，明确执行的方向，倍增业绩。

中层改变：做中层该做的事，带团队，聚焦战略去执行。

高层改变：明确战略，做狼性总经理，优化团队，建立核心能力。

老总改变：做老总该做的事，改变"名为老总，实为超级员工"的现状。

威武之师——我们的员工精神面貌怎样，有否职业化？

众志成城——军魂是战斗力的保证，企业文化靠员工一起来建设！

军令如山——员工是否能坚决地服从，并且执行到位？

铁血精神——面对困难和挑战，我们是否有雄心和霸气？

结果至上——业绩说话，员工的资本在于业绩！

团队为王——没有合作的军队是乌合之众，缺乏合作的员工不是好员工！

埋解正确的执行定义与作用；

熟悉执行的四大核心要素；

6 步执行的保障万能公式；

避免进入执行过程的三大误区。

掌握一个职业经理人必备的若干确保组织执行的管控技能，如计划、架构设计、控制、沟通、问题解决等；

管理和领导能力将明显提高；

学员能在很短的时间里对现代管理和领导有一个系统的认识和了解。

树立起执行的意识；

扮演好执行的角色；

运用好执行的工具；

建构起执行的文化。

让你脱离人管人的苦海，变"人盯人"为"流程盯人、系统盯人"；

让你的公司每天产出你想要的结果，每个员工的结果你看得见、控得了；

让你的员工自动自发工作，而且乐此不疲；

让你的公司每件事都聚焦在目标和效益上，不产生一分钱资源浪费；

让你可以放心地把企业交给下属经营，自己可以轻轻松松地去度个长假；

让你在残酷的红海竞争中杀出一条血路，创建自己的一片蓝海。

客户上下形成精准执行理念；

通过学习实现行为精准化、结果精益化；

打造企业的精准执行文化；

提升员工做事效果，避免因模糊带来的损失。

以上是我们随手在互联网上找到的一些执行力课程的介绍，如果你是一个企业咨询界的专业人士，应该一眼就可以看出这些课程的问题所在：空话、套话、假话，无思路、无逻辑、无系统，一套课程的前后内容之间竟然不存在任何逻辑上的必然联系，就是各种点的集合拼凑。如果你的企业学了这样一套课程之后，员工执行力没有任何改变，不必奇怪，这就是正确的结果。一套语无伦次的"课程"怎么可能让员工学会呢？讲课的人自己都不会。

这些所谓的"课程"非常的不科学，可以说没有任何科学的意识，就是一些细枝末节的拼凑。这种拼凑除了空话、套话、假话，还喜欢讲一些"狼性""铁血"这种极端色彩浓厚的话，剩下的基本集中在"执行的方法"上。

实际上，绝大多数企业并不是高新技术产业，根本不存在"不会执行""不知道目标""困难重重"这些问题，也就是在执行的方法上不存在什么太大的问题，即使有些新上手员工的技术、话术问题，通过公司内部培训也能解决。一般企业肯定是面临执行力的问题，但这种问题又不可能通过"执行力"的课程得到解决。

培训公司的套路是，给你提出一些多数公司常见的问题，让你感觉课程正好是为你准备的，就像中医的套路给你讲"腰酸腿软""浑身乏力""睡眠不好"等症状，其实这些症状人人都有。

实际上企业管理的问题虽然表面上看都差不多，但深层次的原因却各不相同，很难一概而论。执行力的问题更是根据公司规模不同而大有不同。对于一些大型企业，执行力往往是由于制度化无法贯彻落地等原因导致的，很多时候只要严格制度管理，群体效应就会让大多数员工有条不紊地工作。而门诊这样寥寥数人的小微型企业，执行力则跟制度毫无关系，这类企业的管理方法是典型的中国式管理。那么这类企业执行力差的原因在哪里呢？

根据我们的研究，各类企业尤其是小微型企业，执行力差并不是他不会执行，而是他不愿执行。这不是能力问题，而是态度问题。不是不会干，而是不想干。一个人出来工作，却总是不想好好干，恨不得白拿钱才好，这是为什么呢？"管理专家"们给出了各种原因，什么"制度设计不合理""奖惩力度不够""培训不达标""没有团队精神""缺乏狼性"，这些个东西乍一听都对，越琢磨越不对，这都不是最根本的原因。越是复杂的东西就越不可能是本质，越是本质越是真理的东西就越是简单。

在我们看来，执行力差就一个原因：懒。

世界上没有人是不懒的。

懒是什么？

懒是一种"态度"，它把我们从那些繁乱的琐事中解放出来，让我们的每一天都变得既清闲又精彩；

懒是一种"智慧"，它让我们比别人干得少却赚的多；

懒是一种"情调"，它改变我们每天朝九晚五的单调，将更多的自由时间归还给我们；

懒是一种"境界"，它让我们本着简洁的理念、率真的态度，从容面对生活，探究删繁就简、去芜存精的生活与工作技巧。

懒是人类作为生物自私性的本能。

懒惰是天生，勤劳靠督促。

中国的儒家最痛恨懒惰，儒者常说"天道酬勤"。他们所谓的"勤"，不仅指勤于持家，还包括勤于治学，勤于修身、处事、立业等。孔子教导学生要"敏于事"，世上之事都要勤勉地去做，这就是"敏于事"。

既然没有人是不懒的，我们就不要与人的本能对抗，那么不妨换个思路，看看什么力量能"抵消"懒惰。

人做什么事，都有个原因，这个原因就叫作驱动力。

## 什么是驱动力

驱动力就是驱使你去做一件事情的动力。

一句话涵盖：无利不起早。

你不愿做某件事是因为懒，而驱动力不足，就无法抵消懒惰的强大能量。

执行力只是表象，背后的动力才是本质。

所以，解决执行力的问题，本质是解决驱动力的问题。

那么，驱动力包括哪些呢？

美国俄亥俄大学的一项研究结果宣布：人类所有的行为都是由15种基本的欲望和价值观所控制的。这也许是人类第一次将自己的行为列出一个清单，在此之前，从没有人将人类的行为分解为一系列内在欲望的组合，在弗洛伊德的眼里，人类一切行为的背后只有一个字——性，而俄亥俄大学的心理学家则认为，性和好奇心、仇恨、荣誉感一样是行为的驱动力。

（1）好奇心：所有人对学习求知的渴望是不可抗拒的；

（2）食物：对食物的饱腹占有欲望是人本能的需求；

（3）荣誉感：以此满足个人心理，并构成一个完整的社会结构；

（4）被社会排斥的恐惧：这令人们被动自觉的遵守规矩；

（5）性：弗洛伊德将其置于"清单"首位；

（6）体育运动：人们对运动锻炼健身的渴望是天生的；

（7）秩序：人人都希望在日常生活中占有一席之地；

（8）独立：对于自做主张的渴望；

（9）复仇：就像莎士比亚著作里的王子那样不会轻易忘记仇恨；

（10）社会交往：渴望成为众人中的一分子并拥有众多的朋友；

（11）家庭：与家人共享天伦之乐的欲望；

（12）社会声望：对名誉和地位的渴望；

（13）厌恶：对疼痛和焦虑的厌恶；

（14）公民权：对服务公共和社会公正的渴望；

（15）力量：希望影响别人。

我们分析了以上 15 种驱动力，发现很多并不是最本质的东西，经过我们的研究，把驱动力分为两大范畴五个方面，进行详尽地剖析，相信能适用于门诊这类小微型企业的经营管理。

## 金钱驱动

金钱真是一个有意思的话题。

6000 年来，一切事物都在变，唯有人性的复杂与金钱的魅力始终不变。当今社会，下至个人，上至国家的生存发展都离不开金钱。

拥有大量财富几乎是任何一个人的愿望。即使真有人不喜欢钱，他也不会去讨厌钱。在现代社会中，金钱可以说是无处不在的，它早就渗透了人们衣、食、住、行的各个方面。口袋里若没有金钱做为强有力的支撑，说话都没那么硬气，赚钱成了当今安身立命的关键。一个人有没有本事，就可以用赚钱来衡量。有没有本事，拿去市场上检验，市场是最公平的，有多少斤两就能在市场换取多少等价的筹码。如果没市场，再多的本事也不叫真本事。一切有形的都可以用金钱去衡量。

有一句千古名言叫做"有钱能使鬼推磨"，出自南朝刘义庆的《幽明录·新鬼》，聪明的中国人给"有钱能使鬼推磨"配了个下联，叫做"无钱便做推磨鬼"，形象地说出了雇佣关系的实质，有钱雇人，没钱则被人雇。雇佣者与被雇佣者之间最直接的关系就是金钱。显然，薪资是驱动员工最重要的武器，这主要体现在下面几点：

（1）工资是劳动者维持生活收入的主要来源，在很大程度上决定着劳动者的生活水平和劳动力再生产；

（2）工资关系到劳动者的积极性、智慧和创造力的发挥，是企业活力的源泉；

（3）工资关系到就业水平；

（4）合理的工资是合理的劳动力资源配置的基础；

（5）工资是现代社会劳资之间或者说是劳动者与出资者之间利益冲突的焦点，是处理劳动者、企业和国家之间关系难以回避的问题。

高薪资是驱动员工执行的超级武器。

有这么一种人，他们几乎没时间睡觉。他们提着大量文件参加各种会议、研讨会。他们在餐桌上与客户博弈，回到酒店撰写报告，赶到机场奔向下一个出差地点，永不停歇。他们熬夜加班就是每天的工作，心理压力极大，经常都有过劳死和自杀的人。他们平均每周需要工作 100 个小时，忙的时候 120 小时也要扛下来。一周 7 天，每天高强度工作 14～17 小时。

电影《亲密敌人》中曾经对这些投行的高工资有一个略微夸张的表述：

> 我们这种人就不值得同情，工作三四年，年薪几百万，住的都是五星酒店，坐的永远是商务舱，我们就不应该睡觉。

超高的薪资意味着超高的工作压力。

门诊行业并不存在这样的压力，也就意味着不会出现这样超高的薪资水平。但是在小微企业，假设行业平均薪资 3000 元，通常比其他同业公司薪资高出 300～500 元，即可取得良好的驱动效果，如果高出 500～1000 元，就可以极大地刺激员工的积极性。换算成比例大概是比行业平均水平高 15%～30%。

实际我们却发现，绝大多数的老板都希望比别的公司少开几百块，最好能让鬼白给推磨才好。完全不尊重基本的经济规律。


## 情感驱动

溺爱孩子在中国掀起了震惊世界的狂风巨浪，80 后、90 后的父母们，经历了两件重大的历史事件：一是贫穷，他们经历了人类文明史上罕见的贫穷与混乱，这是计划经济下的超级大国 5000 年未有过的惨痛；二是计划生育，理由是"人口过多成了制约我国经济和社会发展的关键因素和首要问题"。

计划生育导致这帮节俭的人只能生一个孩子，物以稀为贵是颠扑不破的真理。6 个成年人盯着 1 个孩子，这个小家伙多么重要可想而知。这代父母基本舍不得给自己花什么钱，却十分舍得在孩子身上投资。这代父母买个什么零碎东西都要跑来跑去、货比三十家，给孩子买玩具，尤其是给小孙子小孙女买玩具，那感觉真是钱都是大风刮来的一样。

给自己买，多花 1 分钱都难受；给孩子买，少花 1 分钱都不行。为什么给自己买执行力差，给孩子买，执行力就强？

父母爱孩子，这就是典型的情感驱动，类似的还有恋爱中的男方。

大企业很难使用情感驱动，人太多了感情自然就薄了，小微企业要善于使用情感驱动，这是企业小的优势。

打造门诊"家文化"，是情感驱动的基本手法，也是中国式管理的基本手法。

"家"是人类生活的最基本单位。世界上所有的民族，不论其文化背景如何，皆有家庭组织存在，都要遵守"家文化"规则。在中国的传统人情社会中，更强调家文化，而且以"家文化"为中心，还延伸出了相应的社会伦理规范和组织法则，从而基本上规定了中国人的日常生活、社会规范、政治规则和思维习惯。

"家文化""兄弟文化"都是企业文化初期阶段自然而然的选择。在中国传统文化"家和万事兴"的思维下，小微企业更容易选择将企业经营者与员工以类似亲情的关系为纽带而连结起来的文化形态，倡导家文化把企业构建成和谐的大家庭，使企业与员工实现和谐的平衡，对员工进行心灵契约管理。

有一句话说：家是讲爱的地方，不是讲理的地方。我们把这句话讲透：家不是讲规则的地方，是讲潜规则的地方。小微企业是不可能实现真正的制度化的，家文化本身就是潜规则博弈的棋局。

在企业创立初期，企业规模较小，企业内各层级员工沟通、交流均处于比较密切的状态。此时企业对员工的管理有着比制度管理更简单的方式，管理者的习惯、非正式的工作沟通均能有效传达，并得到员工的理解与遵守。由此构建起更加高效的管理模式。企业管理者如同"大家长"，关心鼓舞员工的发展；员工与企业有良好的情感互动关系，不计较个人得失，在企业内部形成"合力"，更好地与外界竞争。

家文化建设的基本方法如下：

"家文化"是一种爱的文化，是一种给予的文化，是一种约束的文化，家文化建设需要老板的重视，更需要员工的认同。"家文化"，是指能真正体现"家"的概念和内涵的，充分被员工拥护、认可和接受的，已潜移默化融入到日常经营管理和行为习惯的一种意识形态，这种文化由改革发展引领、通过员工践行凝聚、经历史积淀升华，最后上升为企业发展的最终信仰和核心价值观。作为家长，建设家文化，先要给员工安好"家"，让员工每天上班有一种"回家"的温馨感，下班有一种"离家"的眷恋感；作为家庭成员，要以感恩之心回报家庭、牢记"家规"、秉承"家风"、共创"家业"。总体来说，要建设好四个"家"，培养好五个"心"，即：建设"安全之家、温馨之家、荣誉之家、成长之家"，培养"忠诚心、责任心、敬业心、诚信心、感恩心"。

## 一、家长要倾心打造"家"的环境、营造"家"的氛围

### 1. 建安全之家

一是通过完善办公环境，增强员工依赖感。要根据员工需求合

理增添人性化设施，努力营造浓厚的文化氛围，让"家文化"建设的成果惠及到每一个网点、每一名员工，从而彰显家的关爱，体现家的温暖；二是通过薪资福利，增强员工安全感，比同行业平均高15%～30%。

### 2. 建温馨之家

情之所系，家之所在。一是要建立和谐的员工关系。和谐的员工关系是指在老板与员工之间、员工与员工之间建立和谐的人际关系；二是对员工给予关爱，领导的关爱胜过任何激励，它能为员工带来惊喜，让员工保持良好的心态，积极主动投入到工作当中；三是要建立平等互信、相互支持的团队，工作上互相帮助，生活上互相照顾，着力营造轻松和谐的家庭氛围，让心与心贴得更近。

### 3. 建荣誉之家

人人都希望自己有稳定的社会地位，要求个人的能力和成就得到社会的认可。员工所需的尊重得到满足时，对自己充满信心，对社会满腔热情，体验到自己的价值所在。

### 4. 建成长之家

为员工发展搭建多种平台，创造发展机会。设置不同的晋升通道，建立人才多通道发展体系；鼓励各类人员专精所长，在相关的专业领域努力进取，充分挖掘每名员工的潜力，使其尽己所能，创造更多价值，实现更高理想。

## 二、家庭成员要加强自身修养，精心呵护自己的家

### 1. 要有责任心

责任心是心之要塞，不可或缺。责任心出勇气、出智慧、出力量。责任心强，再大的困难也可以克服；责任心差，很小的问题也可

能酿成大祸。因此，要培养人的责任心，对事情要有敢于负责、勇于担当的精神。

### 2. 要有忠诚心

忠诚心是员工对所服务的企业竭力奉献的愿望。企业是我们赖以生存的土壤，是我们成长成才的平台，是我们实现价值的载体，忠诚于企业，就是对自己最大的忠诚。

### 3. 要有敬业心

敬业就是要用一种恭敬严肃的态度对待自己的工作。爱岗敬业是最基本的职业道德规范。员工要认真对待自己的岗位，对自己的岗位职责负责到底，无论在任何时候，都尊重自己的岗位职责，对自己岗位勤奋有加，让平凡的土地绽放出不一样的花朵。

### 4. 要有诚信心

诚信是做人的真诚和做事的守信。员工在实际工作中，待人处事要真诚、老实、讲信誉，言必信，行必果，一诺千金。只有诚信，才能得到信任，才能被委以重任，成就更好的事业。

### 5. 要有感恩心

员工要学会感恩，感谢老板给予你的一切。学会感恩才能享受快乐的人生，才能拥有健康的心态，才能积极向上、乐观生活，才能更好更快地完成任务，最终取得成功的果实。

文化的衍生是一个自下而上的过程，而文化的推广则需要自上而下贯彻与践行。因此，家长建好4个"家"，是员工践行5个"心"的前提保障，而员工践行5个"心"是企业文化转化为生产力的根本之所在，两者相互联系，不可分割。

## 兴趣驱动

兴趣是最好的老师。这可能是对兴趣驱动行为最好的描述。

浙江有一位 27 岁的二胎妈妈董冰，因为通宵玩儿手机，第二天被发现猝死了。当时，董冰的婆婆去她房间，喊她起来吃早饭。喊了两声，儿媳妇却一动不动。婆婆觉得奇怪，走近一看，发现董冰就躺在被窝里，侧卧着，眼睛还盯着手机。婆婆一摸，她的身体却已经没有温度，僵硬了。而手机屏幕，就定格在淘宝页面上。

法医鉴定，董冰是通宵玩手机引起的过度疲劳，突发心源性疾病猝死。

董冰丈夫说，他们有两个宝宝。每天晚上，董冰照顾两个孩子睡着后，才有时间玩儿手机。凌晨一两点躺在床上刷啊刷，逛淘宝、刷微博、朋友圈，常常通宵不睡。就是这样一个小小的坏习惯，让原本幸福美满的家庭，瞬间破灭了。

前段时间，一份《2018 年中国 90 后年轻人睡眠指数研究》引起大多数人的关注。报告显示：90 后普遍晚睡成习惯。近 50% 的 90 后，在晚上 11 点至 12 点之间睡觉；还有 22.4% 的 90 后，直到凌晨 1 点之后，才肯把自己调成睡眠模式。我们在享受熬夜带来的快感时，也无时不刻地在接受熬夜带来的惩罚。

《人民日报》发布过这样一条新闻。福建厦门一位 22 岁的大学生，连续熬夜后，竟长出了"毛尾巴"。22 岁的小陈，和其他年轻人一样，喜欢熬夜。去年下半年，连续熬了几天夜后，他发现自己骶尾部肿痛不舒服。他没放在心上，只是拿了些消炎药，让疼痛缓解。然而，这一症状却反反复复，只要没休息好，一上火就会发作。小陈不太放心，叫宿舍同学帮忙拍了张自己骶尾部的照片。放大后发现：骶尾部臀裂处，有一条深沟，多根毛发像尾巴一样生长出来。医生判断：小陈得的是"藏毛窦"，属于罕见的疾病类型。

但近几年，这类病在我国的发病率有逐年上升的趋势。

由于电脑、手机等电子产品用户的增多，熬夜人数的增加，加重了藏毛窦患病率。

看看我们身边，因为熬夜而患病、猝死的新闻还少吗？这是多么强大的不锈钢一般的意志，才能把自己累死在屏幕前？为什么很多人工作中就没有这么强大的意志呢？

因为人家对工作不感兴趣，是由于生活所迫才出来工作的。

所以，在招聘的第一关，一定要判断这个人对医生工作有没有兴趣，尽量招聘那些对工作抱有浓厚兴趣的。

兴趣，从科学的角度看是什么东西呢？

兴趣是指对事物喜好或关切的情绪。心理学家认为人们力求认识某种事物和从事某项活动的意识倾向。它表现为人们对某件事物、某项活动的选择性态度和积极的情绪反应。兴趣在人的实践活动中具有重要的意义，可以使人集中注意，产生愉快紧张的心理状态。

例如，一些体育迷，一谈起体育便会津津乐道，一遇到体育比赛便想一睹为快，对电视中的体育节目特别迷恋，这就是对体育有兴趣。一些老京剧票友们，总喜欢谈京剧、看京剧，一说京剧就来劲，这就是对京剧有兴趣。"打锣卖糖，各爱各行"，就是说人们的兴趣是多种多样、各有特色的。在实践活动中，兴趣能使人们工作目标明确，积极主动，从而能自觉克服各种艰难困苦，获取工作的最大成就，并能在活动过程中不断体验成功的愉悦。

布鲁纳说："学习的最好刺激是对所学内容的兴趣。"皮亚杰说："一切有成效的工作都是以某种兴趣为先决条件。"孔子说："知之者不如好之者，好之者不如乐之者。"兴趣是鼓舞和推动学习和工作的自觉动机，是调动积极思维的内在动力。有了兴趣，学习和工作就不是一种负担，而是一种享受。

一个人如果对工作感到厌恶，对工作没有热忱和爱好之心就不能使工作成为一种喜悦。觉得工作不是一种苦役，那么他一定会有所成就。

通用电气公司的最高主管韦尔奇连续数年被英国一份杂志评为最受推崇的企业家。他把通用电气公司由一家庞大僵化的企业变成了"最具竞争力的企业"。

一次，韦尔奇找一个部门的主管来开会，在韦尔奇心中，这个部门虽有赢利，但还可以表现得更好。韦尔奇提出了自己的看法，但那位主管不大了解他的意思，只是一味地说："请看看我的收益，看看我的投资回报率，我选用的人，我做的事……"韦尔奇希望这位主管能明白他只是希望他对工作再多一点激情，再投入一点，这样就更有利于控制时间，提高效率，但这位主管仍一头雾水。

最后，韦尔奇干脆给他一个建议："我要你做的，就是休假一个月，放下一切，等你再回来时，变得就像刚接下这个职位。而不是已经做了4年。"

事情的发展果真如此，那位主管回来后精神焕发，把时间安排得井井有条，部门效益也明显提高了。韦尔奇通过这种措施，不但使各部门员工增强了工作的积极性，用饱满的精力去投入到工作中，而且大大地节约了时间，取得了丰硕的成果。

在任何情形之下，你都不可以对工作产生厌恶感，因为这是最坏的事。若你为环境所迫，只能做些无趣的工作，你也要努力设法从这乏味的工作中找出些乐趣、意义来。要知道只要是应当做而又必须做的工作，不可能是完全无意义的。这由你对待工作的精神状态好坏而定。良好的精神，会使一切工作都成为有意义、有趣味的工作。若你认为你的工作是乏味的，那你厌恶的心理、厌倦的念头就会导致你的失败。

我们可能很难提高员工对工作的兴趣，但是永远不要让你的员工开始厌恶他的工作。

## 虚荣心驱动

80后、90后一代人和他们的父母们，大概对"游戏机"这个宝贝不陌生。

1983年，任天堂红白机的诞生，掀开了新时代家用电子游戏的篇章，奠定了以后长达十几年的任天堂家用游戏机统治地位。

一款陪我们大多数人度过了无数快乐时光的经典FC游戏诞生了。

任天堂FC（又叫红白机）一款叫做《超级马里奥兄弟》（国内俗称超级玛丽）的游戏创造了奇迹，成为很多人心目中永远不可磨灭的经典，顶箱子、吃蘑菇、踩敌人、跳旗子，丰富刺激的冒险模式，在那个年代是那么受欢迎，创造了5.4亿套的销量，而游戏中的可爱的"马里奥"也成为了无数玩家心目中永远的冒险伙伴。

那个时代的孩子们对游戏机的痴迷是时代特有的现象，今天的游戏机显然更高级、更先进，但是人人打游戏的场景已经难以再现了。

在各种游戏机平台上，大都少不了一种格斗类双人对战的游戏。这类游戏的繁荣，成了一代人最美好的回忆之一。

那个时候，只要是玩对打游戏，一定是少则五六个、多则十来个孩子围坐在一起，犹如打擂台一般，赢家继续"格斗"，输家由下一个替补，每个孩子都会"苦练武艺"、研究"武功秘籍"，争取在擂台上战胜对方，"月圆之夜、决胜之机"，小朋友们或屏息凝神、静观战事，或喧喧嚷嚷、指点江山，那场面真是戏场如战场。一朝决出胜负，胜者如奥运冠军趾高气昂，败者如二战战败国的签字代表不胜唏嘘。其实既不输宅子也不输地，输赢之间不过是一场虚荣心的较量。

虚荣心是什么呢？

虚荣心，是人类的一种心理状态，无论古今中外，无论男女老少，贫富贵贱者皆有自尊心，若自尊心扭曲后即为虚荣心。它是自尊心的过分表现，是一种追求虚表的性格缺陷，是人们为了取得荣誉和引起普遍的注意而表现出来的一种不正常的社会情感和心理状态。

虚荣心表现在行为上，主要是盲目攀比，好大喜功，争强好胜，过分看重别人的评价，自我表现欲太强，有强烈的嫉妒心等。

为何人会当众吹牛？为何奢侈品大行其道？为何有车有房结婚不慌？

虚荣心这种东西，很少有人没有。世上芸芸众生，多多少少都有点虚荣心，就算是跳出三界外不在五行中的和尚，人家叫他一声"大师"，他也会喜笑颜开，好像"大师"比"和尚"高级些。

好大喜功，争强好胜，其实并不完全是坏事，在工作中，大家都能争强好胜的话，反而是件好事。

所以，在工作中要善用员工竞争机制。

竞争使人的潜能得到充分发挥，能激发个人的互动性和积极性以及提高学习效率。人在竞争条件下能够更加努力地学习和工作，而且在竞争中能获得对自己的比较实际的评价。竞争还能使集体生活变得丰富多彩，减轻人们对日常生活的单调感，增强学习和生活的乐趣。培养竞争气氛，有利于激发奋发向上的精神。

竞争有利于人才的成长。竞争的环境和行为无论对人们智力能力还是个性品质都有积极的促进作用，是激发自我完善的动力。由于竞争是能力的角逐、智慧的较量，因而，一个人是良才还是庸才只要到竞争场上一比高下，即见分晓，也就所谓中国古语"是骡子是马拉出来遛遛"，人才只有通过竞争才能被社会所发现和承认。

每个人都有与他人竞争的心理，如果我们能在各种环境中，利用好这种竞争心理，比如在一个企业中、家庭中，把良好的竞争概念引进来，无疑会产生非常良好的效果。因为当你面对一个挑战时，人的斗志就更加旺盛了。

竞争可以激发人的斗志，使人的思维一直处于一种活跃状态。竞争是一种不甘落后、力争上游的心理，它可以强化人的智力发育，促使人的知觉更加敏锐、更加准确，注意力更加集中，同时它还可以丰富人们的想象力和创造力，充分开发人的潜能。

在门诊内部建立一个良性的竞争机制，需要注意以下几点：

1. 统一明确集体共同目标

集体的目标是一样的，这是最大的基础，只有目标一致大家才会共同使劲，不会出现为了竞争导致互相破坏的局面，否则每个人都不会得到业绩，这种叫作攻守同盟。因此，在同一部门，至少是同一项目的同事之间一定要目标统一。

2. 建立奖励机制

没有奖励的机制就是竞争的终结，只有奖励才会让大家不断努力。如销售行业需要建立销售指标、销售提成，生产行业要建立生产最低指标、生产达标奖励等，这种奖励机制最好建立等级，分为达标奖、优秀奖、超额奖，通过每个等级之间的差额刺激员工的战斗力。

3. 透明奖励机制

奖励机制要透明，这是许多公司做不到的地方，奖励机制不透明让大家的工作激情大打折扣，自己的努力能够得到什么无法确定，全都凭着公司给出判定，久而久之让大家根本无法调动积极性，同事之间是否同工同酬也让大家不明确，容易造成懈怠。

4. 工作领域交集是合作关系不是竞争关系

工作的内容如果有交集的地方，一定是合作的关系，这样让大家不会互相拆台，而是互相帮助，共同得到利益，其他的地方大家是各守一摊，没有交集不会产生利益之间的不良竞争，自然会各自努力做好自己的工作，从而促进公司业绩。

## 压力驱动

要认识现代人的压力问题，首先要了解关于压力的概念。心理学认为，压力是压力源和压力反应共同构成的一种认知和行为体验过程。压力适应过程也称为应激，应激是个体面临或察觉（认知、评价）到环境变化，压力源对机体有威胁或挑战时，做出的适应和应对的过程。而在适应和应对当中，内心需要付出不同程度的能量，而人的心理能量在一定的时间范围内是有限的，过度消耗心理能量可能导致严重的心理问题，甚至直接威胁生命。

在实际生活中，造成心理问题的压力源绝大多数是综合性的，很多时候，压力源往往是共同起作用或者至少是交织在一起来影响当事人的压力水平。所以，必须把压力源作为一个有机整体来加以考虑。往往在生物性或社会性压力源的背后，还隐藏着深层的精神性压力源。

下面让我们来具体认识一下压力。

### 1. 压力时刻存在

提到压力，大家的第一情绪体验多为负面的，然而，从更为广泛的角度来说，压力不全是消极情绪体验，只是我们更加习惯于认为痛苦才会导致压力，或者说压力必然导致痛苦。压力其实是指内心做出适应和应对所消耗能量的过程，或将压力称为能量损耗和转化的过程更为合适，很多时候，当你强烈的意识到你有压力了，可能压力已经在你的身体内存续了很长的时间，甚至达到了一定的峰值，这个是要引起我们的注意。所以，压力是一种天然性存在，即任何人无时无刻都是处于压力适应和应对的过程之中，关键是看你所承受的压力是否被你强烈的体验，或者唤醒你强烈的情绪体验。

### 2. 正确认识压力

压力对人的影响，可以这样来理解：压力和效率呈"倒 U 型曲线"，当压力较小，无法感觉到时，你会处于比较舒适的状态，你的惰性会比较大，而无法完成社会行为，或者难以适应社会规范；而当压力处于较大的状态时，你也会因为压力太大而难以完成既定的任务，所谓心有余而力不足；唯有当压力值处于中间状态时（倒 U 型曲线的顶端那一点），我们才可以更有效率地完成各种重要的社会和生活事件。

### 3. 压力值的高低

压力值的高低并不是由单纯的个体或者外部事件来决定，而是由外部事件和个体的内部关系共同来决定的。压力从本质上说是一种关系。所以，同处一个时代，甚至一个单位，可能从事着相近甚至相同的工作，即便有着大致相同的生活水平，两个人内心所感受到的压力也会不一样。

讨论现代人的压力问题，必须结合当下这个时代人们的心理状态来展开。人的心理状态导致了内心对于压力的反应水平和反应机制。一个时代人们的心理状态又受到这个时代社会发展速度、文化习俗、思考方式、信仰、物质与精神的追求等各方面的现实内容的影响。

首先，不同的心理状态对于发生的事情有不同的应对机制，自己所体验到的压力也不同。压力天然存在，关键是看你是否从内心体验到它，甚至当你体验到压力时你的反应方式，这些都会导致压力的增大或者减小。如果压力对个体造成了较为明显的影响和冲击，内心则需要花费较多的能量来应对和适应。

其次，人与现实生活的关系也影响人的压力水平。如果你选择主动地去调整你的生活内容，就是你向生活施压；反过来，如果被动地接受现实生活的冲击和压迫，则生活就是你的压力源。面对现实生活的时候，你是否有足够的勇气和正确的处理方式来应对和处理，在处理的起点、过程以及结果面前，是否有健康的心态来面对。有的人认为现实本身就是一种负担，有人认为现实生活对于自己来说是一种享受，在各种现实当中挑选自己喜欢的生活方式是一种乐趣。关键就要看，是生活给你压力，还是你来向你的现实生活施压。

再次，出生于20世纪70年代至90年代的人群是当前社会的主力人群，这个年龄阶段的人分为两大类：一类是70年代至80年代出生的人，典型特性是，习惯于忍受生活，将生活和工作普遍认为是压力，但是由于这部分人受到了较好的教育，普遍具有反抗精神，对于现实的处境心有不甘，表现为表面顺从，内心抗争，心理冲突严重；另一类为80后出生者，这部分人"更加自主和自我"，倾向于强调自己的感受和想法，而较少顺从于别人的意愿和需要，但是这部分人一旦参加工作，进入现实社会，仍然无法逃脱像70年代的人所体验到的那种来自于社会文化的束缚和控制。表现为，不断地表达自己的需要，但是又不断地要"弯腰低头"最终选择向现实妥协，内在需求与文化环境之间产生强烈的冲撞。长期处于这种冲突状况之中得不到化解和调整，必然导致对于现实的厌倦、无力感。如果能在自我需要和外在顺应之间找到一种平衡，则会增强个体心理健康的水平。

作为一个现代都市人，面临方方面面的压力，概括起来主要有生活压力、工作压力和个人压力三大类。

人首先要先保证生存，所以，房子问题是很多人要面对的第一问题，特别是生活在北上广深等一线城市的工薪族，很多人可能半辈子都在为银行打工还房贷。子女教育问题也是有娃一族自从有了孩子便开始为之操心的主题。双职工的带娃问题、搞不定的小叛逆、天价的学区房、高昂的私立学校学费等；除此之外，还可能面临着婚恋情感、婆媳关系、亲友矛盾等方面的困惑压力，随便一根稻草，都可能让负重前行的都市人脚步更加沉重。

工作压力大，工作任务本身的压力、职场人际关系的压力、职场前途问题，等等。谁的工作中没有些挑战极限的时候呢？谁的职场没有经历些让人受伤又需要扛住的时刻呢？总是这样的一些机遇让人不断在职场中成熟，同时必须承受因此带来的压力和代价。

个人压力是指个人生涯发展的压力、身体健康方面的压力和工作生活冲突的压力等。为了满足生存的需要，很多人做着并不是十分开心和满意的工作，只为了供养生活，但是内心却总在压抑着逃跑的冲动。

很多人都在努力追求自己心目中理想的工作：没有束缚、没有压力。殊不知，有压力才有动力，才有对职业目标、人生理想的追求与实现。彻底远离压力，只会慢慢得松懈、放弃追求，成为彻底失败的人生。

有一个这样的故事：西班牙人爱吃沙丁鱼，但沙丁鱼非常娇贵，极不适应离开大海后的环境。当渔民们把刚捕捞上来的沙丁鱼放入鱼槽运回码头后，用不了多久沙丁鱼就会死去。而死掉的沙丁鱼味道不好，销量也差，倘若抵港时沙丁鱼还存活着，鱼的卖价就要比死鱼高出若干倍。为延长沙丁鱼的活命期，渔民想方设法让鱼活着到达港口。后来渔民想出一个法子，将几条沙丁鱼的天敌鲶鱼放在运输容器里。因为鲶鱼是食肉鱼，放进鱼槽后，鲶鱼便会四处游动寻找小鱼吃。为了躲避天敌的吞食，沙丁鱼自然加速游动，从而保持了旺盛的生命力。如此一来，沙丁鱼就一条条活蹦乱跳地拉到了渔港。

这也就是我们职场生存法则之一——鲶鱼法则。鲶鱼法则告诉我们，管理要保持一定的压力，没有压力的环境无法成就事业。压力是把双刃剑，有积极的一面，也有消极的一面。适当的压力就是动力，可以催人奋进，可以激发人们的工作热情，使个人的自我价值得到充分体现。而相反，压力的缺失会导致积极动机不足、自我价值感来源不足等不良表现。管理者必须要让自己的团队处于一定的压力水平之下，他才能够保证团队中每一个人都是有斗志的、是团结的。对于员工自身来说，有适当的压力催生动力，个人的目标、理想才能更好更快地实现。

以上我们把压力分为物质和精神两大方面，物质方面包括金钱驱动和压力驱动，精神方面包括情感驱动、兴趣驱动和虚荣心驱动。

解决执行力问题的本质是找到合适的驱动力。解决了行为/驱动的逻辑问题，也就解决了很多管理方式的问题。

# 第五章　思维方式的重要意义

　　一个人是积极的态度还是消极的态度，本质上是因为他的思维方式的不同。而思维方式的不同直接导致行为方式的不同。相反的行为基本上会产生相反的结果，相反的结果必然会造就不同的人生。

　　一个人强不强大，看他所做的事；一个人做的事能不能成，看他的思维方式。优秀的思维方式虽然不能一定让一个人强大，但强大的人，一定具备好的思维方式。

　　老板思维与员工思维是老板和员工的主要区别之一。成功运营一家门诊，需要老板思维，准确地说是需要更优秀的思维方式，规避日常中的思维陷阱。本章我们精选了日常工作中常见的思维陷阱，并做出具体分析。

## 秀才赶考的秘密

　　有一个著名的小故事，说从前，有一个秀才去赶考。虽然他的学问不差，也下了一番苦功夫，但是对于这种人生大事，心里非常忐忐，不知道会考成什么结果。

赶考的前一天，他做了三个很奇特的梦。第一个梦，他梦见自己在墙头上种白菜；第二个梦，他梦见自己下雨天戴了一顶斗笠，还打一把伞；第三个梦，他梦见了自己和一个非常喜欢的女人，背靠背睡在一张床上。

秀才醒来觉得这个事情非比寻常，一定要找个人问问。算卦的对他说："哎呀，你的人生挺暗淡啊！你在墙上种白菜，不是白费劲儿吗？都有斗笠了还打把伞，这不多此一举吗？你跟喜欢的女人在一张床上，还背对背这不是没戏吗？你也别考了赶紧回家吧！"

秀才听到他说的话，垂头丧气地回旅馆收拾东西准备回家。旅店老板问他，还没开考就走啊？秀才把事一说，老板说："哎呦，我也会解梦。我觉得这梦还挺好的。墙上种白菜这叫高中，戴斗笠还打伞这叫有备无患，和喜欢的女人在一张床上，这说明你翻身的时刻到了。"

秀才一听信心大增，去考试果然高中了。

很多人说，这则故事告诉我们不同的人有不同的想法、有不同的看问题的角度，一定要坚守自己的选择，长期以来对这则故事的解读也就仅局限于此了。但问题是，这秀才根本就没有自己的选择。

这则故事的秘密在于，如果根本就没有算卦的和旅店老板呢？只有秀才一个人在两种解读之间摇摆，这样解读的可能性就只落在秀才一个人头上。同样的梦，是按积极的意思解读，还是按相反的角度解读，取决于什么呢？取决于秀才的思维方式。一个人是积极的态度还是消极的态度，本质上是他的思维方式的不同。而思维方式的不同直接导致行为方式的不同。相反的行为基本上会产生相反的结果，相反的结果必然会造就不同的人生。

## 思维方式的重要意义

一些思想家将我们形成习惯的方式模拟为一个简单的循环：触发器，依赖路径和奖励。我们日常看到的一些东西实现触发，触发机制引起我们在日常环境中基于过去的活动而内化的依赖路径，最后，奖励强化了我们的日常行为。改变一个人思维方式的秘密就在于最后的"奖励"环节。当最终的反馈是"惩罚"的时候，人就会慢慢改变以前的思维方式来产生新的行为方式，以重新获得"奖励"。

如果你在日常生活中观察到这一点，你会发现它基本是正确的。我们的大脑就是这样，养成的习惯可以确保我们在熟悉的情况出现时不去思考该做什么，以便节约能量。

关于思维是如何产生的还没有具体的理论，讨论思维是如何产生的基本等同于讨论灵魂是怎么产生的。但是，我们知道思维在促进我们与信息的互动方面起着关键作用。就像我们形成了与环境相关的行为习惯一样，我们也形成了思考世界的习惯。通常，如果某种模式在我们的思维习惯中持续存在，这就意味着它在某种意义上是有价值的。

狄更斯在《双城记》的开头写了一段话："这是最好的时代，这是最坏的时代，这是智慧的时代，这是愚蠢的时代。"

那么我们生活在一个什么样的时代呢？

有人说这是一个信息的时代，但这也是一个焦虑的时代；也有人说这是一个沟通的时代，但这也是一个低头的时代。

时代就是那个时代，它就在那里，就是那个样，只是到每个人眼睛里，它却变成了各种模样。

一个人强不强大，看他所做的事；一个人做的事能不能成功，看他的思维方式。优秀的思维方式虽然不一定能让一个人强大，但强大的人，一定具备好的思维方式。

日本经营之圣稻盛和夫在他的著作《活法》中提出一个公式：

人生 / 工作的结果 = 思维方式 × 热情 × 能力。

一个人或一个企业，能够取得多大的成就，就看三个因素的乘积。并且对 3 个因素分别介定了数值区间：

"能力"主要是指一个人的知识、经验以及技能。（取值区间 0 ~ 100）

"热情"是指从事一件工作时所有的激情和渴望成功等因素。（取值区间 0 ~ 100）

"思维方式"则指对待工作的心态、精神状态和价值偏好。（取值区间 –100 ~ +100）

从公式上看，一个人的成功与否取决于一个人的思维方式，如果一个人具有正向的思维方式，那么能力越强、热情程度越高，最终产生的结果就越好。反之，如果一个人的思维方式是负值，那么，能力越强、热情程度越高，最终产生的结果就越糟糕。

不同的思维方式，会让同样的时间和资源，在不同的人那里产生截然不同的结果，最终导致人与人之间的差距越来越大。

思维方式决定行动，行动决定结果，结果的质量影响着一个人的命运。这就是为什么说你的思维方式决定了你的一生。

既然思维方式如此重要，那么哪些思维是我们重点需要掌握的呢？通过对上百种思维方式的筛选，我们归纳出本章的内容。

## 洗苹果的陷阱，把过程当结果

回想一下，你是如何洗苹果的？

用自来水冲洗苹果，然后就可以吃了。

几乎所有人都是这样洗苹果。

现在问题来了：

自来水不烧不能直接喝，

苹果不洗也不能直接吃，

为什么用自来水洗洗苹果就能吃了？

是不是把自来水抹到苹果上，苹果就干净了？还是说把自来水抹到苹果上，自来水就干净了？

这样洗苹果的过程是毫无意义的，那我们为什么还要洗呢？因为我们欺骗自己：只要有了洗的过程，苹果就干净了。

过程 / 结果偏差，这是自我欺骗最常见的手法。

过程不等于结果，有过程不一定有结果，很多人却把过程当作结果，自以为经历了过程，就完成了结果。

让一个护士往中药柜放药，护士很马虎，人参放到党参的抽屉里，100 种药，20 种是这样的错误，请问，护士完成任务了吗？过程一点不少，就是结果不对。

再让护士整理患者档案，整理完成后患者的名字和电话对不上，请问，护士完成任务了吗？过程很辛苦，结果却都不对。

这种"应付事"的方式在生活中比比皆是，常见的情况：我安排了，对方却没听懂；我做完功课了，却都做错了；我洗衣服了，却没洗干净；我减肥了，却没有瘦下来；书买回来了，却没有看。

做了、做完与做好有本质的区别。

而只有做好之后的人才会想，我怎样才能做得更好？

这基本上就代表着三类人，即被动者、主动者、老板。

哪怕第二种人在现今做不成大老板，他也会把自己当成一个"个体户"去经营，为自己将口碑积攒下来，日后总有机会取得大成就。

而第一种人，多是被混日子这样的思想给禁锢住了，心想反正只能赚死工资。也许你会说到，在主要业务上少浪费精力，可以找到更好的副业，也可赚更多钱。但你不知道的是，在这个世界创业成功的比例只有渺茫的1%，而赚大钱的几率更是微乎其微。

我认为要战胜"把过程当结果"的思维误区，需要具备以下几点：

首先你必须具备清晰的目标感。这种目标感不仅仅是说你知道你的目标是什么，你要做成什么事。更关键的是你要清楚衡量这个最终目标结果的各项指标：数字方面的、时间方面的、人员方面的等，不然你根本不算了解你的目标。如果目标不够清晰，导致的结果要么就是最后结果不受控制远离最初计划要么就是这个目标对你不会产生很大的驱动力。

其次是使命感和责任感，即要深深觉得这就是我的事，我得扛起来，与他人无关。不是指你单打独斗，某些任务可能还是要团队合作的，但是你必须明白的是这个任务你是主导者，你有义务主动扛，而别人只是协助和帮忙而已。任务开始时，你要主动发起，做计划和行动方案；任务过程中，你要控制整个节奏，保证最终结果达到目标。

再次是贯彻始终的分析和解决问题的能力。即使是同样一个任务，再做一次，过程也有可能遇到不同的挑战，这个时候你的分析和解决问题的能力对于目标的实现就尤为重要了，当然还需要冷静的头脑和客观的角度。分析和解决问题能力哪里来：从别人那学和自己总结。别人指的是有相关经验的人或者领域内资深人士，虚心请教，说明问题；自己学：就需要不断试错，从不断摔的跟头中学，或者是复制自己过去的成功经验。但这两种方法，都要注意因地制宜，橘生淮南则为橘，橘生淮北则为枳，一把钥匙不可能开两把锁，你需要从那些经验中提取共性再创新，这就是解决问题的能力。

最后，以上这些，都需要你强大的执行力，所谓想到和得到之间是做到。不仅是去做，还要排除万难去做。困难是肯定有的，关键是不要给自己找任何借口，你是不是试遍了所有的方法呢？你有没有按照别人告诉你的经验去做呢，而不仅仅是停留在你的笔记本上？执行力需要克服的就是懒病和拖延症，同时又要看前面所说的目标感和使命感等有没有给你行动的不竭动力。

## 这两者有何关系？关联谬误

何为"关联谬误"？

卡尼曼在《思考，快与慢》中说过，人的思维分为系统 1 快思考和系统 2 慢思考。"关联谬误"就是其中的快思考，即直觉思维在不经思考的情况下，过多重视事物之间的关联，而忽略了基本的概率统计。

这是一种非理性的表现，但在我们的生活中常常出现。比如，单纯的数字 4，因为谐音，很多人避而远之。而 8，谐音"发"，受到大众的喜爱。把本不相关的数字 4 和死亡强加因果，在不相关的数字 8 和发财中寻找关联。

曾有一段时期流行吃"发菜"，因其色黑而细长，如人的头发而得名，可以食用。人们取"发"（fà）的谐音"发"（fā），而写成"发菜"，则意为发财。当时一些草原地区采集发菜、滥挖甘草的现象十分严重，导致草场退化和沙化，严重破坏了生态环境，影响了农牧民的正常生产和生活，可见人们对发财的向往。其实你吃这个真的就能发财吗？答案是显而易见的。

通过上面的例子大家可以发现，这种关联随意性极强，两样东西可以彻底关联捆绑在一起也可以完全不产生任何关系。

为什么会产生关联谬误呢？通过理性的分析，我们知道被错误关联的两样东西原本没有任何实质上的联系，但是它们之间一定有经验上的或心理上的联系。

在企业管理中，关联谬误经常给管理者带来不必要的困扰，让管理者理不清思路。

有这样一个案例。

张大夫经过多年的努力，终于把自己的小门诊变成一家中型门诊，成功地踏上新的平台。他聘用了两个医生和几个护士。正当他雄心勃勃准备开创新篇章的时候，却发现这几个人真不好管，尤其是这两个医生，姿态很高，总是不把老板放在眼里。张大夫想来想去，觉得这两个大夫是人品不行，不好好工作。

张大夫显然犯了关联的错误，认为不好好工作等于对方人品不行，对方就是坏人。这是中国式人情关系社会最容易得出的结论，是张大夫社会经验的必然结果。但是事情显然不是这么简单。

门诊的医生就像中餐馆的大厨，是老板的老板，大厨撂挑子，餐馆就得关门。门诊的命脉就拴在医生身上。这个现象在中医身上更是体现得淋漓尽致。中医作为一门经验学科，具有难传承难复制的特性，换个医生取代他十分困难。但是我们发现，西式快餐几乎不存在厨师绑架餐馆的现象。中餐像中医，很多细节是模糊的无法数字化的，难以复制，不好学习，悟性很重要，而西式快餐像西医，是精确的数字化的，不管哪个厨师，按流程走，做出来的味道就是一样的。

所以，这本质上是一个供需关系的问题，是供应偏紧导致的供方强势，这是经济学的问题，而不是人品问题。

张大夫要努力从一个医生变成一个老板。这是门诊发展的核心。管理是一门精深的学问，是文科思维，重人情讲策略。

想要管理好医生，就要把自己变成"西餐馆"，患者认的是你门诊的招牌，哪个医生给看病无所谓，能进你门诊工作的都是好医生。打造门诊品牌是唯一的出路，在员工与公司的博弈中，你品牌越强势，员工就越弱势越老实。打造门诊品牌，实现流程化、标准化、品牌化，员工就是一个零件，你不听话就换下一个。

张大夫聘用两个医生是正确的，在管理上，要分而治之，打击一个拉拢一个，他俩越不团结越好管理，他俩团结起来就要气死你。不要怕他辞职，给他超过期望的待遇，换取超过你期望的劳动。

战胜关联谬误，最重要的是分析能力，分析两者之间到底有没有必然联系。

分析能力是指人对事物进行剖析、分辨、单独进行观察和研究的能力。分析判断能力较强的人，往往学术有专攻，技能有专长，在自己擅长的领域里，有着独到的成就和见解，并进入常人所难以达到的境界。

同时，分析能力的高低还是一个人智力水平的体现。分析能力是先天的，但在很大程度上取决于后天的训练。在工作和生活中，经常会遇到一些事情、一些难题，分析判断能力较差的人，往往思来想去不得其解，以至束手无策；反之，分析能力强的人，往往能自如地应对一切难题。

一般情况下，一个看似复杂的问题，经过理性思维的梳理后，会变得简单化、规律化，从而轻松、顺畅地被解答出来，这就是分析能力的魅力。

## 拿锤子的人，权力滥用倾向

李鸿章是晚清名臣，洋务运动的主要领导人之一，安徽省合肥人，世人多称"李中堂"。

1880 年，俄国皇太子送给李鸿章一把金质手枪，李鸿章爱不释手，经常带在身边。一次外出狩猎之时，便不由自主想一试身手。

他突然望见了周围的寂静村庄，就此停住，不再使用手枪。幕僚好奇，询问原因。李鸿章回答：这是我想提醒自己，身怀利器，杀心自起，慎而重之。李鸿章教育幕僚，一个人如果有了武器，便会生出伤害别人之心，正如一个人拥有权力一样，不将权力运用到不能到达的地方，便决不会停止。

美国作家马克·吐温有句名言，说："如果你身上唯一的工具是一把锤子，那么你会把所有的问题都看成钉子。"美国著名的投资家查理·芒格，根据马克·吐温的这句话，将这种现象称之为"拿锤子的人"。

拿锤子的人，看谁都像钉子。

从"利器"的实物意义到它的象征意义：暴力（包括软硬暴力）、武力和权力。这里有两个意思。第一个意思是：当人们某种优势力量在手、可以置人于死地之时，便容易失去人性，过度挥霍这种"利器"优势，甚至滥用暴力，将敌人残酷虐待。第二个意思是：既然"利器"事关人间性命和尊严，那么越是拥有"利器"者，必须像李鸿章那样极度慎重，在必要的时候毫不犹豫地放弃，例如权力。

孟德斯鸠说："一切有权力的人都容易滥用权力，这是万古不易的一条经验。有权力的人往往使用权力一直到遇有界限的地方才休止。"

一家小微型企业的老板权力滥用的表现首先是不尊重员工，脾气暴躁，奴役员工。员工犯错，批评是应该的，但前提条件是维护好员工的人格尊严。人格是独立的，是自由的，但到了老板这里，成了"狗屎人格"，根本不把员工当回事，遇到问题开口就骂，甚至摔东西。有些老板奴役思想严重：我给你发钱，你就应该像牛马一样给我干活、给我加班。我曾经听到过一个老板对着员工讲：我创业的时候知道有多难吗？比你们想象的难多了！你们睡过火车站吗？你们饿过两天不吃饭吗？你们有过背着一堆产品去卖的经历吗？言下之意，就是员工要像他一样工作，他心理才平衡。问题是，你是老板，公司是你的，不是员工的。能吃苦的老板自然可敬，但用奴役的思想对待员工，肯定是留不住员工的。

第二是朝令夕改，想一出是一出。老板的指令一直在变化，让员工无所适从，劳民伤财。上午的指令到中午就变了，下午的指令到晚上就变了，尤其是政策和制度。大家知道，政策和制度是带有长期性和延续性的。政策和制度变来变去，员工觉得老板和"孩童"一样，变来变去，让员工觉得"赶不上变化""跟不上时代"，自然会产生离职的念头。政策和制度没有完美的时候，可以在一段时期后调整和改善，但改善频率过高，员工也就失去了兴趣：你改吧，愿意怎么改就怎么改，反正老子准备走了。

第三是出尔反尔，言而无信。员工嗤之以鼻的老板之一就是失信的老板。一次食言，员工可以原谅，两次食言，员工觉得你不是故意的（员工还是很宽容的），三次食言，员工一定会把老板归入"说话就是放屁"的行列中。失信的老板，说话不算数，说要给的福利不兑现，说要给的奖金不发了，一切承诺最后变成了谎言。哪个员工愿意留在这种老板的公司工作呢？

人性具有善恶两个方面的特点，这对企业管理有最为突出的影响。因为管理的首要任务就是处理人的问题，而困扰企业的人的问题之所以发生，被认为在很大程度上是由于恶的人性特质。所以，为了减少人事问题的发生，作为管理人员必须在日常的管理工作中注意随时表彰发扬善的人性特质，提高全体员工的情操。发扬善的特质就是遏制恶的特质，恶的特质被遏制也就是善的特质被发扬，它们之间是一种此消彼长的关系。

## 以果推因，成功了扯蛋也是战略

做父母的永远绕不开孩子的学习问题，学习优者为尊，劣者自然为卑。然而，孩子的学习成绩从不以父母的主观意志为转移，你想学习好就能学习好？

为什么学不好？父母们总结了这些原因：

1. 学习无计划；

2. 课前不预习；

3. 学习不定时；

4. 学习马马虎虎；

5. 学习一心二用；

6. 学习不懂不问；

7. 学习环境不好；

8. 上课不认真听；

……

打死不承认自己的孩子智商低。

我觉得这些父母都没看过《最强大脑》。

看一遍就记住的人，跟背一晚上还记不住的人根本不在一个层次。

当代教育最大的谎言就是：你学习不好就是因为你不够努力。

有一天我想明白了，我学习不好就是因为我很笨，学习生涯中那些疑惑豁然开朗，怪不得有些人明明也不怎么学习，却总是能考个好成绩。

看完《最强大脑》，我惊奇的发现我连主持人讲的题目是什么意思都听不懂。于是我明白了这句话：人和人的差距有时候比人和猪的差距还大。

听一个清华数学系毕业的人说的：

当年他选数学系是因为他发现自己只用一周时间就可以搞定一般程度上的优秀学生需要两三个月才能啃下来的书，觉得自己特别有天赋。

从清华毕业后，他改行不搞数学了，因为去了清华，他发现自己要花三个月乃至半年才能彻底明白的东西照样有人能一周"玩透"。

这是典型的智商碾压。

勤能补拙，你补一个我看看？

所有能考上清华北大的都是有天赋并且足够的努力才可以上清华北大的。

我们先来算个账：$750 \times 0.9 = 675$ 分

也就是说即使你每门科目都能考 90 分（满分 100）的情况下，你也不一定能上清华，而 10 分，一不小心犯个错误就没了，所以，首先，你的第一步就是要能够谨小慎微，要吃过的盐比别人走过的路还多。

有这么一种很讨厌的人，天生聪明过人，可以毫不费力地理解任何知识，任意科目的任意压轴题，在他手里都不费很大力气，那些不是压轴的题，基本都是不费吹灰之力。他们每次考试扣分都仅仅是个别小错误扣分，最后近乎满分。

如果仅仅这样也就算了，更可气的是因为有着高超的解题速度，他们不但刷完了所有能找到的练习册，并且全部订正、整理错题、分析完成，并深刻地记忆在大脑中。他们甚至能记得每一种题型大概做过多少遍，都是什么时候做的，连哪里错过、哪里没错过、哪里是难点都一清二楚。

这个世界上，只有极少的一部分是这样的人。

绝大多数父母永远不肯承认自己的孩子比别人家的笨，事实却是大家不过都是"泯然众人矣"。

父母会把"学习成绩差"这一结果产生的原因归结到所有他们不喜欢的事情上：你学习方法不好、你玩手机、你看电视、你不认真、你学习态度不端正。怎么说都有理，因为结果摆在那里：你学习成绩差。

人们喜欢为别人的成功找原因，也喜欢为别人的失败找理由。

你成功了，做啥都是对，你失败了，说啥都有罪。

成功了扯蛋也是战略，失败了战略都是扯蛋。

这就是胜者王侯败者贼寇。

只要成功了，你曾经遭受过的屈辱都是荣耀，所有的挫折和磨难都能成为你吹牛的资本；并且，你在逆境中的经历越是为公众所知悉，则你身上的光环便越耀眼、越会被公众放大，甚至在这种情况下，你过去越失败，今天便越会自信满满。

一旦你失败了，曾经得到过的荣誉，都变成了不敢提及的耻辱，你若提起过去的风光岁月，便会有恶心的人对你说"好汉不提当年勇"；并且，你过去越有影响力，今天便越有可能被落井下石，甚至你过去越成功，今天的耻辱感便越强烈。或者说对于那些旁观者而言你过去越风光无限，今天我便越会幸灾乐祸，"墙倒众人推"的积极性便越高。

20 世纪 90 年代，在秦池、巨人等曾经显赫一时的企业走向衰败时，最先对它们进行激烈批判的、"反思"得最积极的，不是别人，正是那些此前一直为这些名企们唱赞歌的媒体！更可恶的是，曾经被他们称赞并宣扬推广过的那些成功因子，如今，却被做了重新解读——同样的行为，在你如日中天的时候，是他们歌颂的对象，是成功的经验，而一旦你江河日下了，他们便从另一个侧面进行分析，得出完全相反的观点，变成失败的教训了。

以果推因，最大的问题就是，你永远找不到真正的原因在哪里。

从八十年代初到现在，基层门诊确实有一部分医生率先富了起来。可是医生们对自己富起来的原因却始终难以认清。

我们与大量的门诊医生进行过深度沟通，医生们往往是个"技术迷"，觉得自己医术高超，能救死扶伤，所以富了起来。每次听到医生这样讲，我就感觉门诊墙上的"华佗再世"牌匾是医生自己挂的，而不是患者送的。

显然，医生们还没有意识到自己率先富起来的原因在哪里。

一部分人先富起来首先要感谢改革开放。这是一个全民族的历史性的机遇，大势所趋，不富也难。门诊医生的成功是改革开放成功的一部分，是时代发展的一个缩影。

第二要感谢长期以来国家对门诊行业的政策保护，使门诊医疗资源始终处于偏紧的状态，这是门诊能长期盈利的重要条件。

以上两点都不是门诊医生可控的，而恰恰是由于以上两点，门诊医生才能取得长足的成功。遗憾的是，医生们似乎完全意识不到这些，却总是觉得自己"医术高超"。现在国家对门诊行业的政策发生变化，鼓励社会办医，门诊竞争加大，生意每况愈下，医生们觉得自己的医术好像不太高超了。于是四处报班学习技术，花费了大量的人力财力，生意也不见起色。医生们意识不到成功的原因在哪里，当然也就找不到今天失败的原因。

曾经门诊的成功是因为医术高超吗？当然不是。今天的失败是因为医术不高超吗？当然也不是。既然与医术无关，学习技术的价值也就不大了。

正确分析成功的原因，是重复成功避免失败的重要一环。门诊医生应该意识到曾经的成功很大程度上应当归功社会大环境，自己的努力和水平反而相对次要。如今大环境发生变化，就要做出相应的改变来适应。行业竞争加大，我们应当正确分析患者的需求，医术是一方面，服务也是一方面。现在的产品高度同质化，唯有服务能实现有壁垒的差异化。门诊医生要适应成熟的市场经济，要在残酷的竞争中脱颖而出，任重道远。

## 十全九美，知足常乐

有一道著名的选择题，说有以下三个人让你选出一位当国家的领导人：

候选人 A：有婚外情，是一个老烟鬼，每天喝 8 ~ 10 杯的马丁尼酒，而且跟一些不诚实的政客有往来，还迷信占卜和星象。

候选人 B：大学时吸过鸦片，每天傍晚要喝一大杯威士忌，每天要睡到中午才起床，还有两次被解雇的记录。

候选人C：素食主义者，从不抽烟，偶尔喝一点啤酒，没发生过婚外情，还是一名受勋的战争英雄，并且被千万人所崇拜。

给你们选择你会选择谁？我想大多数人会选C吧，因为他看上去像好人。

但事实上最不能选的就是C，因为C是阿道夫·希特勒，而B是希特勒的死敌温斯顿·丘吉尔，A则是同时代的美国总统富兰克林·罗斯福。

这个故事告诉我们世界上没有完美的人，既没有彻头彻尾的好人，也没有彻头彻尾的坏人。

知足常乐，差不多就行了。我想中国人特别喜欢这句话。可惜我不是这个意思。我想说的是：严于律己，宽以待人，要求自己十全十美，要求别人十全九美。

完美，是一个梦幻的词。完美的谬误，就成了我们大部分人都会陷入的一个思维陷阱，尤其是对别人。具体表现就是：我总觉得你做的还不够好。

这在管理上是致命伤，一个过于苛刻的老板，员工会看你像吸血鬼一样，无论他怎么努力都不能让老板满意，那就只能换个老板。

完美的谬误，要求我们要么不做，要做就做到最好，是不是熟悉的二元对立论？

如果学习就要考一百分，否则就不要学。

搞体育，搞不成奥运冠军就不要搞。

有时候，公司管理不规范反而有好处，在特定的阶段里，只有残缺才是美。

作为个体的集合，组织就如一个大树林，不同的鸟儿聚在其中，构成了一个复杂的生态环境。基于此，有效管理决不是一个单纯过程，它应当具有针对性、包容性和灵活性，否则，管理就丧失了它的本质意义。

在日本的一家动物园，有位饲养员特别爱干净，对动物也特别有爱心，每天都把小动物住的小屋打扫得干干净净。结果呢，那些小动物一点也不领他的情，在干净舒适的环境里，动物们开始慢慢萎靡不振了，有的厌食消瘦，有的生病拒食，有的甚至死了。原因是什么？后来，通过观察才发现，那些动物都有自己的生活习性，有的喜欢闻到那混浊的骚气，有的看到自己的粪便反而感到安全。这个故事就说明了一个道理，有效的管理必须针对组织内个体的需求，包容个体的差异性，并在此基础上灵活应对、多元管理。假如像故事中的饲养员那样，无视个体的差异，一味追求看似完美的统一，这样的组织最终一定会因抹杀了个体的个性而导致组织的解体或僵死。

作为组织的一个类型，企业就其性质而言，一方面具有经济属性，唯求其利；另一方面有具有社会属性，即企业也是由具有不同性格、不同需求、不同地位、不同生活经历和习惯的，活生生的"人"组合在一起；不可否认，社会的混合性、庸俗性、复杂性同时被包容其中，构成了这个复杂的组织环境。可以想象，在这个环境里，祈求一个称心如意的状态，达到一个理想的完美境界，几乎是异想天开。

俗话说得好，水至清则无鱼。鱼缸里的水虽然清澈见底，但生长在其中的鱼长不大，活不长。江海的水虽然混浊，却能够容纳更多更大的鱼。从管理学的原理来看，组织的方方面面留有余地，互存不良，反而顺理成章，和谐有序。当你想水清一点，不妨浑一点；想图快一点，不如慢一点；想求好一点，不如差一点，这可能就是残缺美在管理实践中的表现吧。

管理者首先应该承认并学会欣赏人与人之间与生俱来的差异性。

企业成功的必要条件之一，就是包容员工多样化的差异性，并将其揉合成一种向心力。比如在能力差异上，能力强的员工恰恰在能力较弱的员工那里获得自信感，而能力差的员工又以能力强的员工为荣耀，并从中获得安全感。双方的差异性在日常工作中保持着一种彼此依赖和满足的关系。如果在一个公司全都是"武林高手"的话，那么，就可能出现相互抵消的消极现象。从管理实用的原理出发，不妨有意或者无意地制造差异性，让组织自然地进入一个有序磨合的状态。

# 第六章　国学的另一面

在本章的内容里，我们要重点讲一讲中国人管理的艺术，揭开中国社会人际关系最深处的秘密，希望能通过本章洞悉中国式管理学的精髓。

外儒内法或说儒表法里是中国式管理的典型特征，中国小微企业管理，基本逃不出这个圈子。在两千年的历史长河中，儒法两家始终相辅相成，相爱相杀。了解儒法两家的基本思想和操作手法并加以结合是成功运营一家企业的必要条件。管理，是最难的技术，是灵魂的博弈。

## 孔孟求职旅行记

提到国学、传统文化，我们第一反应是想到哪些古哲先贤？

无非是诸子百家那些人，简单归纳如下。

儒家：懂礼貌，当好人，做好事。

代表作：《论语》《孟子》《大学》《中庸》等

道家：这个世界太危险，无为而治最安全。

代表作：《老子》《庄子》

法家：道德没有用，法律就是治人。

代表作：《韩非子》《商君书》

墨家：要友爱，不要动手嘛。

代表作：《墨子》

兵家：不管阴谋阳谋，能打胜仗就是好计谋。

代表作：《孙子兵法》

纵横家：有矛盾要打，没有矛盾制造矛盾也要打。

代表作：《鬼谷子》《战国策》

名家：白马不是马，男人不是人。

代表作：《公孙龙子》

农家：锄禾日当午，汗滴禾下土。

代表作：《管子·地员》《吕氏春秋·上农》

一般来讲就是老子、孔子、庄子、墨子、孟子、荀子等，最知名的当然还是孔孟二圣。

今天孔孟的儒家学说备受推崇，虽说是诸子百家，实际上电视、书籍、网络里最火爆的只有儒家一家，而大多数人能叫上名的可能连十个"子"都没有。

"子"这个字似乎带着某些神秘的权威色彩，实际大可不必，子是中国古代对成年男性的通称，也是对著名学者和老师的尊称。我们简单把这个字理解成教授、博士即可，比如孔教授、孟博士。

儒家以仁、礼、孝为核心价值，着重君子的品德修养，强调仁与礼相辅相成，重视五伦与家族伦理，提倡教化和仁政，抨击暴政，力图重建礼乐秩序，移风易俗，富于入世理想与人文主义精神。这些道理，听着是不错的。

春秋战国时期，诸子百家各色人等，用今天的话来说，大概属于社会精英分子，这些人脑袋里都是有些知识的，他们四处游说各国的总统，其实就是求职，希望能谋个一官半职，当官发财，光宗耀祖，也就是实现所谓"为人民服务"的"政治抱负"。

孔子是春秋末期鲁国陬邑（今山东曲阜）人，祖籍宋国栗邑（今河南夏邑）。他是个有抱负的人，刚开始时候，孔子辅佐国君让鲁国大治。但是到公元前498年的时候，由于政权的变动，让孔子的治国思想与几个大臣产生矛盾，加上当时的国君贪恋歌舞，不理朝政，《论语·微子》记载"齐人归女乐，季桓子受之，三日不朝，孔子行。"孔子非常失望，所以在他55岁的时候，离开了让他伤心的鲁国，开始了长达13年的周游列国之路。

孔子从鲁国出发，13年里走了卫国、曹国、宋国、齐国、郑国、晋国、陈国、蔡国、楚国等地，大致路线就是今天曲阜—菏泽—长垣—商丘—夏邑—淮阳—周口—上蔡—罗山，最后原路返回，当他返回时候已经是耄耋老人了。周游列国听着气势很足，像是环游世界的意思，其实孔子的"世界之旅"只不过是在山东河南一带晃悠。当时他去得这些地方都在鲁国的周边，除了楚国是个大国之外，其他都是些小国家。当时的整个社会动荡不已，军阀混战，孔子的政治幻想在当时乱世是难以践行的，因而在各国都受到冷遇。一次孔子与弟了走散，孔子呆在东门旁发呆，子贡问郑国人孔子在何处。郑国人说东门边有个老头子像一只丧家之犬在发呆。孔子的绝望可见一斑。丧家之犬这个成语就出自这里。

二圣人孟子似乎比孔子过的好一些，至少在二圣人的自己的书里说的挺痛快。

　　孟子是邹国（今山东济宁邹城）人，比孔子年轻一百多岁。孟子的出生之时距孔子之死（公元前 479 年）大约百年左右，活动年代约在公元前 372 年至前 289 年。他是鲁国贵族孟孙氏的后裔。孟孙氏衰微后，有一支从鲁迁居到邹国，就是孟子的祖先。《史记·孟子荀卿列传》说，孟子"受业子思之门人"；孟子没有讲他的老师的姓名，却是说："予未得为孔子徒也，子私淑诸人也。"司马迁在《史记·孟子荀卿列传》中记载，孟子"受业子思之门人"。孟子是儒家学派的正宗传人。

　　孟子大约在 45 岁之前率领弟子出游各国。孟子第一次到齐国，是在齐威王（公元前 356 年至前 320 年）年间。当时齐国大将匡章背着"不孝"的坏名声，孟子却"与之游，又从而礼貌之"，充分体现了"团结一切可团结的力量"的圆滑处世法则。到了齐国，孟子宣扬他的"仁政无敌"主张，但他在齐国很不得志，连齐威王赠送的"兼金一百"镒都没有接受，就离开齐国。二圣人在书中并没有记述跟齐威王的谈话，看来实在是乏善可陈。

　　孟子周游列国曾去齐国、宋国、滕国、魏国、鲁国等诸国，比孔子去的国家档次高些，收入待遇上也比孔子好些。孟子在齐国的时候，被尊为卿，相当于上大夫的俸禄，作为著名"大师"，孟子有时"后车数十乘，从者数百人"，往来于诸侯之间，其车乘之多，随从之众，已大大超过当年孔子周游列国时的规模。虽然孟子得到各国君主礼遇，但其主张终不为当权者所用，始终未被重用。二圣人成功坐上高管的职位，可惜有名无权，在 62 岁结束了周游的生活。

　　"仁政"学说是对孔子"仁"思想的继承和发展。孔子的"仁"是一种含义极广的伦理道德观念，其最基本的精神就是"爱人"。孟子从孔子的"仁"思想出发，把它扩充发展成包括思想、政治、经济、文化等各个方面的施政纲领，就是"仁政"。"仁政"的基本精神也是对人民有深切的同情和爱心。

孟子的"仁政"在政治上提倡"以民为本"，孟子认为，对一个国家来说"民为贵，社稷次之，君为轻。"他还说：国君有过错，臣民可以规劝，规劝多次不听，就可以推翻他。孟子反对兼并战争，他认为战争太残酷，主张以"仁政"统一天下。

在诸侯争霸的春秋战国时代，儒家思想显然不适合富国强兵的需要，最有代表性的例子就是宋襄公讲仁义导致兵败的故事。所以儒家学说在春秋战国时期很少有诸侯国愿意采纳和接受。

公元前 639 年，宋襄公以盟主自居，在鹿地会合诸侯。这使齐君和楚王很不痛快，他们根本就没有承认过宋襄公的盟主地位。

结果会议结束后宋襄公还自作主张，约定在秋天的时候在盂地再举行一次会议，还约好各国都不准带军队。宋襄公的哥哥子鱼就劝宋襄公，说我们宋国是小国，小国要争当盟主，是会惹来祸患的。但宋襄公听不进去。后来子鱼又劝他，如果非要去会盟，那就多带点兵马护卫，防止发生意外。宋襄公不但不听，反过来还教育哥哥，说："咱们打的旗号就是仁义，而且是我自己提出来不带军队的，我怎么能出尔反尔呢？"

约定的日期到了，宋襄公到了盂地，结果齐国根本就没来人。而楚国更狠，他们做好埋伏，在跟宋襄公谈条件谈崩后，直接就把宋襄公给抓了，然后把他带回楚国囚禁了起来。最后还是子鱼几经努力才把宋襄公给救回来。

宋襄公回国后气得不行，就向支持楚国的郑国用兵。这时子鱼又劝他不要开战，他还是不听。

结果楚国派兵增援郑国，宋襄公一看自己实力不行，就开始回撤，在回撤时，两国军队在泓水相遇。

当楚军开始渡泓水时，子鱼说："敌众我寡，咱们应该趁敌军渡河之际将他们消灭。"宋襄公说："我们是仁义之师，不能乘人之危。"

等楚军上岸开始布阵时，子鱼又说："咱们趁他们没列好阵，赶紧打吧。"宋襄公又说："等他们列好阵了再打。"结果等楚军列好阵杀将过来，宋军被打的大败，而且宋襄公本人也被射伤大腿，第二年病重身亡。

## 商鞅泄露的天机

与春秋战国格局很像的五代十国时期，后汉禁军统帅史弘肇说过这样一句话："安定国家，在长枪大剑，安用毛锥！"这是讲了大实话。

在春秋战国时代，既然"懂礼貌当好人做好事"的儒家学派吃不开，哪些门派混得开呢？

最受欢迎的大致有三家：法家、兵家、纵横家。

法家是中国历史上提倡以"法"为核心思想的重要学派，以富国强兵为己任。法家不是法治，法治的法是民主立法，法家的法是王法，是大王强加给人民的法，是用来管理老百姓的法，是"老子就是王法"的法。

法家经过管仲、子产、李悝、吴起、商鞅、申不害、乐毅等人予以大力发展，成为一个重要学派。其中影响最为深远的是商鞅。

商鞅（约公元前395年—公元前338年），姬姓，公孙氏，名鞅，卫国（今河南省安阳市）人，战国时期政治家、改革家、思想家，法家代表人物，卫国国君后代。

商鞅辅佐秦孝公，积极实行变法，使秦国成为富裕强大的国家，史称"商鞅变法"。秦孝公即位以后，决心图强改革，便下令招贤。商鞅自魏国入秦，并提出了废井田、重农桑、奖军功、实行统一度量和建立县制等一整套变法求新的发展策略，深得秦孝公的信任，任他为左庶长，开始变法。这里要重点注意的是，商鞅的理论是可以实际落地的，有一套系统完善的执行方案。而力主"仁政"的孟子，讲来讲去也只是讲梦想。此次变法是战国时期各国改革中最彻底的改革，经过商鞅变法，秦国的经济得到发展，军队战斗力不断加强，发展成为战国后期最富强的国家。

商鞅新法直接打击了奴隶制旧势力，巩固了新兴地主阶级政权，必然会遭到守旧势力的仇视和顽抗。因此，变法从开始到最后，一直是在激烈的斗争中进行的。

开始，以甘龙、杜挚为代表的旧势力公开反对变法。主张"法古无过，循礼无邪"，"依照原来的旧习俗来教导人民，可以不劳而成；根据旧有的制度来治理，官吏既熟悉，人民也安定"。商鞅反驳说："制度和法令应该按照当时的客观环境来制定，治世从来没有一个划一的办法，只要求其便利于国家，不一定要效法古代。商汤和周武，是没有效法古代而称王的；夏桀和殷纣是没有更改旧制而灭亡的。从此可知，反古未必错，循礼未必对。"最后，秦孝公表示完全同意商鞅的意见。

商鞅拟好新法，就要公布了。但是，怎样才能使人民相信呢？经过一番考虑，他让手下的人把一根三丈长的木杆竖立在国都的南门，悬赏有能把它搬到北门的，赏给十金。

人们觉得奇怪，不敢搬动。他却接着又悬赏说："有能搬去的，赏给五十金。"有一个人把木杆搬到北门，商鞅立刻赏给五十金，以示信用。接着，公布了新法。这时候，在朝廷内部新旧两种势力斗争更加激烈了。当时议论新法不便执行的人很多，太子的老师公子虔和公孙贾在幕后唆使太子触犯新法。他们企图用这个办法破坏变法。商鞅说："太子犯法，是老师没有教育好，应该给老师处罚。"于是下令把他俩一个割掉鼻子，一个脸上刺了字，从此再没有人敢议论新法了。为了保证新法顺利实行，商鞅还杀了贵族祝欢，把捕获的700多个违法乱纪的坏分子押到渭水边上施以惩罚。

公元前338年，秦孝公去世，太子惠文王继位。旧贵族马上对商鞅进行反攻倒算，公子虔等强加商鞅以"谋反"的罪名，将他逮捕并用"车裂"的酷刑处死了他。

商鞅虽死，但秦惠王和他的后继者都继续实行了商鞅的新法，所以秦国的国势得以进一步发展，为后来秦始皇消灭六国奠定了重要的基础。

商鞅的铁腕手段是其变法成功的重要保障，而铁腕手段的背后必然是深厚的铁腕思想，总结下来就是他提出的"驭民五术"。

《商君书》的驭民五术：壹民、弱民、疲民，辱民，贫民。

简单翻译一下，就是让老百姓听话，不能有自己的思想，然后，疲于奔命，忙于生活，并且互相不信任，没有尊严，穷得跟鬼一样，这样就没有任何威胁了；如果上面这些都不灵，就让他消失（失声或者失去自由，或者消灭）；这样，秦朝政权就稳固了。

孩子刚出生时的"月嫂"概念，学龄期的"不能输在起跑线上"概念，丈母娘的"要有车有房"概念，结婚时"要有三金、钻石"的概念，死了以后的"阴宅CBD、人生后花园"，难道真的是老百姓先想出来的？到底是谁在引导舆论？会不会是背后有一只无形的手在操纵着各路媒体给这个社会洗脑呢？洗脑的目的就是掏空你的钱袋子，耗尽你的精力。

商鞅的厉害之处在于，讲清了统治管理背后所有的秘密，把这些秘密文字化，把不能公开的公开出来，撕破所有人的面子。你看后面历朝历代的统治者，哪个不是外儒内法？谁敢把法家这套摆在明面上？

## 侵略的艺术，变法之后的必然

春秋战国著名变法大略如下：

1. 齐国管仲变法，最终击退戎狄，并使齐称霸。

2. 吴国伍子胥变法，使吴国大破楚、越两国。

3. 越国范蠡改革，使越国成功灭吴。

4. 李悝魏国变法，使魏国强大，并获得秦魏河西之战胜利。

5. 齐威王齐国变法，使齐国成为继魏国之后的头号强国。

6. 赵武灵王"胡服骑射"，推动赵国日益强盛，吞并中山国。

7. 韩昭侯任用申不害变法，攻东周，取陵观、刑丘、高都。

8. 商鞅秦国变法，为秦国统一天下打下基础。

自己强大了就要侵略别人，这里面的逻辑很简单，唯一的问题就是要找个恰当的理由，让侵略听起来"名正言顺"。欲加之罪何患无辞呢？但是，要是实在"无辞"怎么办？好办。

《史记·楚世家》记载有：楚伐随，随曰："我无罪。"楚曰："我蛮夷也。"翻译过来就是随国君说:"我没有罪过。"楚王说:"我是流氓。"这大概就是"我是流氓我怕谁"的原版。楚王随后做了一些解释,然而总结下来其中心思想还是"我蛮夷也。"

要侵略别人,就要有军事家负责打仗,那个时候叫做兵家。

兵家的代表人物有春秋时孙武,战国时孙膑、吴起、白起等。这个门派最著名的作品就是《孙子兵法》。

"孙子兵法"在英语的表述方式里被直观地翻译成了"Art of War"(战争的艺术),它更像普适职场抗衡和生活博弈的东方哲学圣经,翻译成"斗争的艺术"可能更恰当些。

孙子讲战争要建立在欺骗的基础上,"兵者,诡道也",这一句话似乎说破了宇宙的真理:这个世界就是你骗我我骗你。

"兵者,诡道也。故能而示之不能,用而示之不用,近而示之远,远而示之近。利而诱之,乱而取之,实而备之,强而避之,怒而挠之,卑而骄之,佚而劳之,亲而离之。攻其无备,出其不意。此兵家之胜,不可先传也。"

用兵打仗是一种是千变万化、出其不意之术,需要运用种种方法诱惑敌人。所以,明明能征善战,却向敌人装作软弱无能;本来准备用兵,却伪装不准备打仗;要攻打近处的目标,却给敌人造成攻击远处的假象;要攻打远处的目标,相反却伪装成要在近处攻击;敌人贪心就用小利来引诱他上当;敌人混乱就乘机攻取他;敌人实力雄厚就要谨慎防备;敌人强大就暂时避开其锋芒;敌人容易冲动发怒,就设法挑逗他,使其失去理智;对于小心谨慎的敌人,要千方百计骄纵他,使其丧失警惕;敌人安逸就设法骚扰他,弄得他疲劳不堪;内部团结的敌人,要设法离间他,让他分裂。在敌人没有准备时,突然发起进攻,在敌人意料不到的情况下采取行动。凡此种种,是军事家用兵取胜的奥妙,只能随机应变灵活运用,无法事先规定刻板传授。

《孙子兵法》简直是一本标准的"害人方法大全"，副标题可以叫做"防人之心不可无，害人之心也要有"。

《Newsweek》（新闻周刊）甚至大胆评论，"掌握了这本书的要义，你就可以把那些现代管理学的垃圾全扔了。"管理就是人玩人，孙子已经把这些技术讲透了。当然，孙子的话是留有余地的，他也承认这种技术很难数据化，要依仗个人经验和悟性。

《孙子兵法》共十三篇，我们挑选些许精华来看看对经营企业的启示。

"多算胜，少算不胜，而况于无算乎！"

打仗之前要对情况做各种分析，谁分析计算的深入，谁就能取胜；反之，分析的少就容易失败，不计算的肯定不用说。

打仗是国家的大事，要计算分析，人生是我们各自的大事，难道不应该分析计算吗？很多人总是唱着"车到山前必有路"，结果一下撞到山上去了。不会计算的人，老天爷会替你计算，让你一辈子都翻不了身！

"知己知彼，百战不殆。"

只有充分了解自己和敌人，你才能在多次战斗中不遭受失败。

注意，这句话是"知己知彼，百战不殆"，不是"知己知彼，百战百胜"。在孙子看来，失败是必然，成功是偶然，我们只能保证自己不被战胜，而无法保证一定能战胜敌人。我们要学会接受失败，接受不能战胜敌人的可能性。所以，创业途中，请正视失败。

"故善战者，求之于势，不责于人，故能择人而任势。"

真正善于打仗的人，能从形势当中寻求胜利的机会，而不会苛责人力，他所做的就是选择合适的人去做合适的事情，以造成己方必胜的态势。

一个团队做了错事，那责任必然是领导的，这就是一把手问责制。领导不能择人而用，没有识人之明，才造成了团队犯错。将帅无能，累死三军。我们常说选择平台比个人能力重要，其本质就在势，好平台给你的是做大事的"势"，让你有机会做成大事，扬名立万，而并非你的能力有很大的提高。故而，选择平台很重要。而从领导的角度看，要去认清什么人适合干什么，然后利用形势去成就功业，而非对着下属骂来骂去，这样只能显得自己无能。

"杂于利，而务可信也，杂于害，而患可解也。"

凡事物于我都有利害两端，我能看清其利，并能利用之，就容易达到目标；我能看清其害，并能设法避免，就可消除祸患。

一切事物皆有利害两端，关键在于如何控制。馒头看似百利无一害，吃多了也能撑死，吃快了也能噎死。竞争是市场必然出现的现象，谁也无法逃避。竞争本身不可怕，可怕的是在竞争中被淘汰。害怕竞争恰恰是弱者的表现，是失败者的征兆。竞争是帮助我们搞垮对手的自然机制。在竞争中不断学习、科学经营，才是通向成功人生的正途。

"令素行以教其民，则民服；令不素行以教其民，则民不服。令素行者，与众相得也。"

平时法令能够彻底执行教化军队，则士兵们都会被驯服；平时法令不能执行还想教化军队，则士兵们定会不服。法令在平时能贯彻执行，士卒和将领就能够相处融洽。

欧阳修说"祸患常积于忽微"，小事不注意，就容易导致灾难。平时不注意某些细节，战时你也不会注意，平时不训练，希望临时发挥出高超的水平，这是不可能的。人是具有思维惯性、行为惯性的，天天午睡，某天不能午睡了，你就没精神。企业管理要重视细节，所有的细节都是完美的，结果才会是成功的。平时的工作细节都做不好，企业肯定不会做好。

"犯之以事，勿告以言；犯之以利，勿告以害。"

直接指挥下属去做事，不要告诉他们为什么要这么做，是什么意图；让下属看到情况有利的一面，而尽量不要让他们看到有害的一面——害怕他们承受不住，心理发慌，失去战斗力。

领导的责任是制定战略，下属的责任是按计划行事，职责各负，不可混淆。不要让不懂行的人参与会议决策，一来对决策者没有帮助，二来内部信息传出去容易造成恐慌，不利于群体团结。在组织当中，每个阶层只能获得该获得的信息，严格做到信息保密，否则就会造成人心惶惶。在这点上，很多公司领导都曾犯过错误，把公司不太好的情况告诉了下属，结果没能激发下属的斗志，却吓跑了几个。报喜不报忧，不是虚伪，而是防止人心浮动的基本准则。

## 纵横天下，战争贩子

纵横家，《汉书·艺文志》列为"九流"之一。后称凭辩才进行政治活动者为"纵横家"。他们朝秦暮楚，事无定主，反复无常，出谋划策多从国家政治需要和个人利益出发。

"纵横"乃合纵连横之简称，合纵连横是战国时期的常用的外交手段。合纵是指联合众多弱国抵抗一个强国，以防止强国的兼并。连横是指投靠强国以此为靠山并进攻另外一些弱国，以达到兼并和扩展土地的目的。

"纵横家"是当时所特有的谋士群体，说直白点儿就是"阴谋家"，最擅长的就是四处游说。

纵横家的本领大可安邦治国、挑起世界大战，小可闲言碎语、挑拨邻里关系，真可谓不世之才。

纵横家大都具备这些能力：知大局，善揣摩，通辩辞，会机变，全智勇，长谋略，能决断。他们在战国时期的社会舞台上非常活跃，其思想和活动对当时的政治、军事局势产生了重要的影响。

纵横家的实力有目共睹，秦国由于成功地实行了纵横家范雎提出的以"远交近攻"为特点的新的连横政策，经过长期的政治和外交攻势，发展成为当时最强大的国家。秦国的大一统本质上是法家与纵横家长期努力的结果。

《孟子·滕文公下》中景春曾问孟子说："公孙衍、张仪岂不诚大丈夫哉？一怒而诸侯惧，安居而天下息。"这形象地说明了纵横家的影响力，像苏秦、张仪等人几乎是凭借一人之力成功的左右当时的天下局势，苏秦更是一人挂六国相印。

纵横家的代表人物有鬼谷子、苏秦、张仪、范雎等。

汉代刘向在校刊整理《战国策》讲到："苏秦为纵，张仪为横。横则秦帝，纵则楚王，所在国重，所去国轻。"苏秦事秦不成，"头悬梁，锥刺股"，终悟得合纵之术，转而游说六国，帮助六国缔结合约，称为"从约长"，挂六国相印，迫使秦国十五年不敢踏出函谷关；张仪事秦，采取连横之术，分化瓦解六国，苏秦在时积蓄力量，苏秦去时迅速瓦解六国联盟，迫使六国示秦以好。

以上法家、兵家、纵横家三家在春秋战国时期广受欢迎，是世界的主流，其实历朝历代这三家都是实际上的主流。儒家仁政是用来喊的，法家、兵家、纵横家三家才是拿来用的。只是秦以后大一统的时代，为了建设和谐社会，统治者不便把话说的那么难听，才把仁政作为官方主导思想，并尽量淡化那些研究"背后那一套"的人和作品，这就是"愚民术"的实际应用了。现在我们就很清楚，实际管理中，

"背后那一套"才是真正管用的东西。下面我们就看看历朝历代肯讲
"背后那一套"的人和作品。


## 处世秘籍之九字箴言


　　傅昭是南朝梁北地灵州人。傅昭从小就是学霸且"出名很早"。
他幼年丧父，11岁那年，他在朱雀航卖日历为生，雍州刺史袁颛当时
看到，一眼便认定这孩子"将来必成大器"。

　　永明初年（公元483年），南朝齐武帝令傅昭陪自己最小也是最
疼爱的儿子南郡王萧子夏读书。萧子夏继承帝位后，从前的臣属争
相求取权利和升官晋职，而傅昭却保持洁身自好，不趋炎附势，始
终坚守正道而无可参劾。所以齐明帝萧鸾杀萧子夏时，傅昭未受牵
连。天监十一年（公元512年），梁武帝灭齐建梁后，傅昭同样得
到重用，出任信武将军、安成内史，3年后又出任智武将军、临海
太守。身处朝代、皇帝频繁更替的乱世，傅昭始终"不管风吹浪打，
胜似闲庭信步"，这与他做人做官均"居身行己，不负暗室，类皆如
此"有重大关系。身处纷繁乱世的傅昭，不仅保全了地位与名声，
得以善终，且赢得了老百姓、新旧同事和曾服务过的王朝主人一致
的尊重。

　　正是凭着这种传奇经历和独特体验，傅昭写出的《处世悬镜》被
后世奉为"处世七奇书"之一。

　　全书分"识、行、止、藏、忍、信、曲、厚、舍"九卷，有人
形象地将其归纳为值得永远铭记的处世"九字诀"，即行：脚比山
高，动为功始；识：辨别吉凶，知其进退；藏：鹰立似睡，善蔽者
胜；舍：万事于一，不舍不得；曲：虎行似困，示曲者慧；止：知止

是智，非止乃庸；忍：后发制人，善忍者成；厚：厚者黑者，亦成亦赢；信：智者信也，始无敌手。

这本书每个段落均由四言八句构成，言简意赅，好读易记。譬如"识篇"中，他告诫人们"不矜细行，终毁大德"。意思说为人处世要时时处处保持警醒，不要因为在小事小节上不谨慎而最终毁坏了大的德行。结合自身体察，他认为"谦谦君子，卑以自牧。伐矜好专，举事之祸也"，意思是提醒人们做有道德、有修养的君子，必须以谦恭好礼、守法合矩的态度自处；而骄傲自夸、好独断专行者，往往会给行事带来灾祸和不测。他觉得干事兴业"有胆无识，匹夫之勇；有识无胆，述而无功；有胆有识，大业可成"。

《处世悬镜》汇集人生百态，囊括人生的是是非非，细细品味，才会看清人生。在当今的商业社会，人与人竞争激烈，处世学这门学问，谁掌握得好，谁就能先人一步抓住机遇。

傅昭并不相信"人之初性本善"这种新闻联播式的东西，他在《处世悬镜》中对人性最深刻的诠释是："兵不厌诈，击敌无情。人心叵测，私欲惑尔，去私则仁生。縻情羁足，疑事无功。毒来毒往，毒可见矣。蜂虿之毒，可伤肌肤；人心之黑，可弥日月"。用兵之道是不排斥用诈的，为了击败敌人更是要无情。人心难测，因为个人的种种欲望常会迷了自己的眼，如果能抛弃那些私心，则人人都有一颗仁人爱人之心了。人一旦困于感情则会束缚了自己的手脚，行事迟疑不决也就没有功业可言了。对待狠毒恶毒的人或事物，均不宜以对待常人的宽厚处理，而要以毒攻毒，甚至比对方的手段更加狠毒，那么，对方的毒也就可见而不再那么可怕了。最怕在此处有妇人之仁。蜂虿身上的毒，不过是损伤人的皮肤；人的心要是黑暗起来，那可是足以遮天蔽日的。

## 心的较量，度心术

"得人心者得天下""上智者御心，下智者御力"。古往今来，这个道理已经被普遍认同。大至治理一个国家，小到管理一个地方，甚或一个企业、一个单位，皆同此理。

得心，须先御心（驾御人心）；御心，须先度心（了解掌握人心）。于是，"度心术"应运而生。在中国漫漫的历史长河中，"度心术"已经作为一种人生技能、社会生存斗争的利器，被斗智角力场中的人们所推崇。纵观古今，凡成大事者，大都享有"御人大师"的美誉。他们谙熟人心，利用人心，擅于说服人、引导人、控制人、驾御人，让人心甘情愿地效力于其鞍前马后，颇具"登高一呼，应者云集"的人格魅力和个人感召力。

《度心术》，作者是唐代的李义府。他从度心、御心、擒心、纵心、夺心、诛心等十个方面，将看似繁复深奥的"度心之术"，变得简单明了，而且具有很强的可操作性。

李义府，原籍赢州饶阳（今河北饶阳县），后迁剑南永泰（今四川射洪县）。虽仅出身于一个小官僚之家，却凭"方寸之间的智慧"——"度心术"玩转人事与世事，曾在唐高宗李治时两度为相。据传他为人阴险狠毒，人们说他"心狠貌恭"、"笑里藏刀"，又以其柔而害物，称他为"人猫"、"李猫"。后获罪流放巂州，朝野莫不称庆。最终客死他乡。

管理并非难事。三十六计，攻心为上。以下我们归纳《度心术》中的精髓内容。

"德不悦上，上赏其才也。"

品德不能够让上司喜悦，上司欣赏的是人的才能。

我们一直提倡建立自己的核心竞争力，人与人之间交往，一直都是利益的交换。没有利益的感情是不值得信任的，人是趋利避害的动物，这是本质。

在职场，你想靠品德去赢得上司喜欢，那是不够的。在上司眼中，你能创造多少效益才是最重要的，才证明你的价值。多少曾经一起创业打天下的元老，在事业稳定后，由于依仗资历不上进，结果被踢出局。德不悦上，上赏其才也，这就是被踢出局的核心原因，所以要打造自己不可替代的核心竞争力。

"才不服下，下敬其恕也。"

才能并不能让下属信服，下属敬重的是他有宽恕的胸怀。一个老板特别能干的公司，大多数都是小微公司和创业型公司。

曾经就有人调查过，你为什么离开原公司。答案是老板太能干了，感觉自己什么也学不到，没有职业发展前途。这个原因占了很大比例。

员工无非是为求得金钱和自我发展，为了能够获得下属死命效力，就要保持一颗宽容的心和一个博大的胸怀。

"才高不堪贱用，贱则失之。能微莫付权贵，贵则毁己。"

用人之道，在于任长。就是使用对方的长处，规避对方不擅长的方面。

有才能的人不能忍受轻看和低价值使用，轻看他就会失去使用他的机会。才能低下的人，不能给予高职位，给予高职位便会把事情办砸。

三国诸葛亮智慧无双，但在用人与人才培养方面无疑是失败的。

据《资质通鉴》记载，魏延提出几次很有谋略的奇计，都被诸葛亮以风险太大的缘故而弃用了。以弱击强，必须使用奇计，方可取胜。

曹操烧了袁绍的粮仓，官渡之战胜了，就是以弱击强，以奇计取胜。

兵贵神速，奇计取胜，对三国形势的认知和思考，魏延也有独特的谋略，但一直被贱用，最后以至于逼反魏延。

挥泪斩马谡，又一个诸葛亮用人失败的案例，甚至给蜀国带来巨大的灾难。

马谡本来就才能低下，长于辞令，不懂军事。用不擅长的人，去做他不擅长且重要的事，必然引火烧身，危及自身。这就是能微莫付权贵，贵则毁己。

"人不乏其能，贤者不拒小智。智或存其失，明者或弃大谋。不患无才，患无用焉。"

每个人都有一定的能力，品德好的人不拒用那些能力低的人。智者有时候也许会有失误，明智的人或者也会放弃大的计划。不必忧虑身边没有人才，需要忧虑的是自己没有使用人才。

每个都有自己的才能，都有自己擅长的方面，有些人强化了自己的优势，所以才能脱颖而出。智者千虑，必有一失，愚者千虑，必有一得。

有个很经典的案例：有个牙膏生产厂家，苦于市场已经饱和，业绩无法提升，把所有高管智囊精英聚在一起，苦苦思索如何提升业绩，百思不得答案。

一个清洁女工说把牙膏口增加一毫米。原来的牙膏包装又小口又细，每大挤出来一点点，加大之后，人们不自觉地挤出更多牙膏。投放市场，果然提升了业绩。

这是贤者不拒小智的故事。

智者在于如何使用人，人尽其能，物尽其用。不患无才，患无用焉。

"技显莫敌禄厚，堕志也。情坚无及义重，败心矣。"

才能突出不能抵挡俸禄的丰厚，金钱销蚀人的志向。感情深厚比不上义节的重要，义节改变人的思想。

三国时代，天下十三州，曹操独占九州，曹操何以如此强大，这和曹操的用人观念有莫大的关系。唯才是举，而且曹操有博大的胸怀。人活一世，草木一秋。活着就有所求，曹操部下有所求，多赏多给，给的让你出乎意料，给的让你感恩戴德，忠心耿耿并且死命效力。

刘关张桃园三结义，关张为刘备打天下立下了汗马功劳，起着不可或缺的作用，关羽过五关斩六将千里寻兄，更是口口相传深入人心。

关羽放弃曹操的高官厚禄，去追居无定所、风雨飘摇的刘备，是义气在驱使关羽这么做。

人性千古不变，获得人心，有人给你卖命，这是崛起的根本。我们需要去了解其中的智慧，并且运用到工作中去，让人才更快发展，让企业更快崛起。

世界上所有的人共同组成了一种复杂的操纵的关系。借助各种心理、情绪、言行和游戏规则，用手段去控制对方，这是聪明人一直在干的事。

所以成功的人似乎都有一种让人无条件服从的魅力，他们都善于了解人心，善于识人，并能用自己独特的手段去征服对方的心。如果你不想再继续处于被动的状态，你想改变这一切，那么就从征服人心开始。

"众心异，王者一。"

众人的思想和心理活动，都是不同的，成就王霸之业的人要统一思想。人是有独立思考能力的，要想管理众人，必须得统一众人的内心想法。

现在企业都搞企业文化学习，目的就是统一思想，统一价值观，使员工更容易认同公司的管理。员工只有找到认同感、归属感和安全感，才会主动为企业用尽才华，竭尽所能的为企业创造效益。

"慑其魄，神鬼服。"

制造出让人精神恐惧的感受，就算鬼神也会屈服。所谓以好诱之无所不取，以惧迫之无所不纳。用别人想要的好处去诱惑他，没有什么是不能得到的，用别人恐惧的事去逼迫他，没有人不会屈服的。

人们害怕痛苦，并且恐惧痛苦。用恐惧和痛苦去驱使别人，没有人能够逃避。

唐玄宗李隆基就善用此招。玄宗是发动政变上台的。在武则天之后，发生了多次政变，玄宗内心是恐惧的。诛杀了太平公主之后，玄宗掌控了实权，开始解决政变的根源。于是就问宰相姚崇政变的根源在哪里，姚崇说是人心不稳造成的。

于是玄宗开始震慑人心，除掉有功之臣，小题大做，用死亡威胁，流放功臣。兵部尚书郭乃建就很冤枉，因为军队不整齐就要被砍头。虽然最后没死，也被流放到了偏远之地。之后人心惶惶，唯皇帝是从。唐玄宗为后世除掉功臣和如何震慑人心做了成功的典范。

## 首辅的半部秘籍

张居正，号太岳，七岁通五经大义，16岁中举人，而后熟读经史，指导皇帝，几乎凭一人之力实现了明代中兴，成为西方政治家与历史学家关注的"中国经济第一人"。他靠满腹权谋智慧，取得巨大的政治成就，获得中国第一宰相的美誉。半部残书《权谋残卷》，证明其"宰相之杰"的称号实非虚言。

万历皇帝少年登基，却在首辅大臣张居正的管制下，成了一只被关在笼里的金丝雀。张居正被誉为千古一相，以锐意改革著称。张居正新政无疑是继商鞅、秦始皇以及隋唐之际革新之后直至近代前夜，影响最为深远、最为成功的改革。

张居正被选为总经理的时候，整个"朱家企业"已经是日薄西山。首先，"朱家企业"收支很不平衡，再加上前几任老板挥霍，国库亏损严重，表面看起来似乎很风光，随时都有可能宣布破产；其次，由于土地兼并严重，作为财政收入支柱的税收越来越少，甚至收不上来，也就是说这个企业不赚钱了，或者说亏得很厉害；再次，人民内部矛盾激化，天灾人祸不断，农民起义不断，再加上军饷发放不及时，叛变也是大有人在；最后，边疆上鞑靼随时都光临疯抢，甚至打算用武力方式兼并"朱家企业"，东北的女真部落也逐渐强盛，随时想收购，还有"东洋企业"趁火打劫也是常有的事。

张居正就是在这个时期当上了"朱家企业"的总经理。

但是，一个真正厉害的人并不是简单地做好一件事就可以，而是当别人都做不好的时候你能做好。换句话说，在一个企业里，如果你担任这个职位只是很好完成职位的任务只能说明你是一个合格的员工，或者是一个职业的员工，但如果这个职位因为你的存在而变得不一样那么你就是一个牛人。已故的乔布斯就是这类人，整个苹果因为他的存在而变得不一样，后来苹果不行了，他回来重掌苹果又把苹果推向了世界的巅峰。张居正也是这一类人，万历年间，整个落寞不堪的明朝、濒临破产的"朱家企业"因为张居正的存在而变得不一样，正是他力挽狂澜，大明帝国才重绽光辉。

张居正在世时权力大于天，皇帝对他的信任也达到了极致。他以各种阳谋阴谋操纵朝臣，顺我者昌逆我者亡，意图以一己之力在胶柱鼓瑟的制度之外另外形成一个独立的"行政机构"，以弥补明朝的行政的缺陷。

张居正的去世令大多数人感到突然，毕竟他才只有58岁。他在有生之年，基本实现了作为一个伟大政治家的抱负。在苍天赋予他那天时、地利、人和的交叉点上，他厘剔官弊，推行改革，终于使已经衰落的由明太祖朱元璋所制定的治国成宪，在万历初年又焕发了生机，并做出了"海内肃清、四夷詟服。太仓粟可支数年，同寺积金四百余万"的辉煌业绩。

然而人治达无论达到什么样的巅峰，最后结果都是人亡政息，前功尽弃。张居正死后，在改革中利益受损阶层的反攻倒算下，万历下令抄家，以罪状示天下。张居正在世时所用一批官员有的削职，有的弃市。随之，张居正生前的改革措施也被取消，几十载的荣华，轰轰烈烈的改革，一朝便化为乌有。

《权谋残卷》是张居正所作的一部权谋类著作，共分为13卷，是他对权谋之术的思考和总结。

半部残书，一代名相；十年峥嵘，千年权谋。

权谋之术无所不在，大人物深入研究却闭口不说，从不将心得秘密轻易示人，这是几千年权谋术盛行而权谋著述却极少的秘密。

我们挑选了《权谋残卷》中一部分精髓的内容。

"月晕而风，础润而雨，人事虽殊，其理一也。惟善察者能见微知著。不察，何以烛情照奸？察然后知真伪，辨虚实。夫察而后明，明而断之、伐之，事方可图。察之不明，举之不显。听其言而观其行，观其色而究其实。"

月亮出现晕就会刮风，柱石一旦湿润就要下雨，人间事情虽然不一样，但原理相同。只有善于观察世间万物的人才能够从细节发现事情的本质。

不明察周围的事物，怎么能够发现隐藏的人情世故和虚伪小人的行径呢？只有明察而后才能够知晓事情的真假，明辨虚实。明察之后就能够清楚事情真相，清楚事情真相以后才能够抉择，处理事情，目的才可以实现。不能够明察秋毫，做事就不会有什么成果。听一个人怎么说而后拿他的言论和他的行动去考察他，观看他的神色而后发现事情的真相。

言论非常好听但是神色却透露出不真诚的表现，言论说不出来但是神情非常真诚的人是口拙心灵的人，凡此种种不经深入考察是得不到真相的。我们经常受到欺骗，因为人们实在是太会伪装，他们总是显出可怜的样子却做出恶毒的事，摆出一副慷慨的模样却暗地里吝啬无比。只有反复观察，仔细研究，才能彻底了解其真相，还原其本来面目。

"勇者搏之，不如智者谋之。以力取之，不如以计图之。攻而伐之，不如晓之以理，动之以情，诱之以利。"

勇敢的人的争斗，不如智慧的人的谋略。靠武力去争取，不如靠智慧来达到目的。直接的武力攻伐，不如对他们先讲清楚道理，再用感情来打动他们，再用利益来诱惑他们。

遇到一些棘手的事情，需要气定神闲，不急不躁，三思而后行。有些事情需要勇敢，有些需要暴力，有些却需要灵巧和计谋。勇不如智，力不如计，攻不如劝。

"而诱之以赏，策之以罚，感之以恩。取大节，宥小过，而士无不肯用命矣。"

而后用赏赐来劝诱他们，用刑法来威慑他们，用恩惠来感化他们。看重一个人的大节，宽恕他们的小错误，这样有才能的人没有不肯为你效命的。

对于有功之人行赏，有罪之人处罚，这是我们都知道的常识。但是说起来容易，做起来难。项羽勇冠三军，却败于毫无武功的刘邦，除了不善于用人，还有一个最大的缺点就是不舍得赏赐，即使偶尔想起来行赏，也是非常不公平，埋没了很多有识之士和立了大功的人。

"君子谋国，而小人谋身。谋国者，先忧天下；谋己者，先利自身。盖智者所图者远，所谋者深。惟其深远，方能顺天应人。"

君子谋求的是国家大事，小人谋图的是自身的私利。谋虑国家大事的人，首先为国家操心；为自身谋虑的人，首先想到自己的私利。这是因为有智慧的人志向深远，所谋求的目标宏大。正因为志向的远大，才能够顺应天意民心。

经营一家企业要有大智慧，企业虽小，志向要大，老板都不思进取的话，员工必然天天混日子。做企业，把目标定的远一点，做个详细的远景规划是必要的。

"大德容下，大道容众。盖趋利而避害，此人心之常也，宜恕以安人心。故与其为渊驱鱼，不如施之以德，市之以恩。而诱之以赏，策之以罚，感之以恩。取大节，宥小过，而士无不肯用命矣。"

大的德行能够包容属下，大的道义能够容纳众人。趋利避害是人之常情，应该宽恕别人使人心安定。所以为了保持清明的政治而驱除犯错的人，不如对犯错的人施以德，用恩惠来收服他们。而后用赏赐来劝诱他们，用刑法来威慑他们，用恩惠来感化他们。看重一个人的大节，宽恕他们的小错误，这样有才能的人没有不肯为你效命的。

一个合格的企业家既要宰相肚子里能撑船，有美好的德行，还要有"舍得"的境界。这样才能广揽天下英才，为我所用。

"势者，适也。适之则生，逆之则危；得之则强，失之则弱。事有缓急，急不宜缓，缓不宜急。因时度势，各得所安。"

形势，是需要你去适应的。能够适应它的人就能安生，不能够适应它的就危险了；得到形势帮助就会变得强大，得不到形势帮助就会变得弱小。事情有缓有急，该尽快解决的事情不应该拖得太久，该慢慢来的事情不应该操之过急。当根据当时的形势分析对策，才能平安无事。

赚快钱是最刺激的事情，也是最危险的事情。这个世界是有规律的，该快的时候要快，该慢的时候就要慢，违背规律必然受到惩罚。做大事业不能操之过急，坚持沉淀才能为企业的腾飞打好基础。

"身之存亡，系于一旦；国之安危，决于一夕。唯智者见微知著，临机而断。因势而起，待机而变。机不由我而变在我。故智无常局，唯在一心而已。"

一个人生死存亡可能取决于某一天的抉择，而国家的安危也可能取决于某一天颁布的政策（一步走错，满盘皆输）。唯独智者才能够见微知著，临机而断。依仗形势而兴起，等待时机而行动。时机不由我决定但是怎么样运用时机却在于我。所以智谋没有固定的模式，只不过在于心中灵活的运用罢了。

变化，这个世界唯一不变的就是它一直在变。我们没有办法决定世界发展的方向，但是我们能及时调整自己，跟上世界发展的脚步。这就是"机不由我而变在我。"

## 长短论英雄

赵蕤出生于唐高宗显庆四年（公元 659 年），卒于唐玄宗天宝元年（公元 742 年）。他自幼"博学韬衿，长于经世"，并且"任侠有气，善为纵横学"，对道教、儒教、纵横学等颇有造诣，是著名的道家、纵横家。显庆年间、开元年间、天宝年间正是唐朝由上升期到顶峰期逐渐走向下坡期的年代（标志就是"安史之乱"）。赵蕤视功名如粪土，拒绝出来当官，更视富贵如浮云，潜心研究道教、纵横学等学说，所以采取了"夫妇隐操，不应辟召"的处事态度，隐居山寺，从事著书。开元年间正是历史上称为"开元盛世"的大融合、大一统的盛世繁荣的年代，这个年代不是战国时期那种大分裂、大动乱、大辩论等各种杂家盛出年代。正是在一片繁荣的时代，赵蕤从历史的真实事件中，从正反两个方面写出了《长短经》，给当权者一个安邦治国的大典。

《长短经》是一本实用性韬略奇书，所讲内容涉及政治、外交、军事等各种领域，并且还能自成一家，形成一部逻辑体系严密、涵盖文韬武略的谋略全书。为历代有政绩的帝王将相所共悉，被尊奉为小《资治通鉴》，是丰富、深厚的传统文化中的瑰宝。纪晓岚编撰的《四库全书·〈长短经〉提要》说："此书辨析事势，其言盖出于纵横家，故以'长短'为名。"所谓长短就是是非、得失、长短、优劣的意思。《长短经》是以谋略为经，历史为纬，记述国家兴亡、权变谋略、举荐贤能、人间善恶四大内容。他不以成败论英雄，摆脱了以忠奸评价历史人物的传统模式，对唐朝以前的历代智谋权术做了一次全面地阐述和总结，用真实生动地历史故事提醒人们对任何事物要"既知其一，又知其二"，真正做到识人量才，知人善任。主张"民贵君轻"，反对"天下为家""一人独占"。并对专制主义提出批评，提出"士"的独立人格，对君主"以傲为礼"。对于这种思想历代统治者生怕对君主世袭制和忠君思想构成威胁。但是《长短经》又是一本相当好地治国经典，因此对此书"用来不说"、"密而不宣"，这也是千百年来人们只知道《资治通鉴》而不知《长短经》的主要原因吧！

《长短经》开篇讲的是《大体》，跟《资治通鉴》类似，也是谈国君最主要的素质，主要有两点：一是，会用人。用合适的人担任合适的官职，充分发挥其长处，帮助国君治理国家。二是，抓大局。作为一个领导，不要盯着具体繁杂的事物看，要提高素质，站在一定高度上去宏观思考问题。

两书开篇就很说明问题，翻开《资治通鉴》，一股儒家味道扑面而来，看着里面一个个打着纲常名教、仁义道德的幌子，打自己小算盘，干自己小工程。当面开口笑，背后捅刀子，继承中国史书一贯特点，在春秋笔法里渐悟"吃人"的道理，所以是权谋，是阳谋。《长短经》就不一样啦，赵蕤才不管什么"德智体美劳"，我们要的是实用，怎么好使怎么来。全书观点全是立足于现实，没有任何修饰美化，与儒家传统史书相比，让人觉得冷血和奸诈，所以是阴谋，是诡谋。你看看这中国文化，说瞎话的是阳谋，讲真话的反而成了阴谋。

赵蕤视谋略为治国的必备之术，他第一次全面地把仁、义、礼、乐、名、法、刑、赏此八者作为谋略来考察谓之为"道"，他认为礼乐刑赏制度是忠孝贤智之道，文武明察之端，它们无时无刻不在人的身上表现出来，用其"道"治理，则天下大治；不用其"道"治理，则天下大乱。

诸子百家的学术观点虽然不同，那是因为诸侯竞相治理自己的国家，君王好恶趣味也不同，所以学说各起一端，为了让别人赞同自己的观点，把自己的观点传承下去，让自己的想法能够受到重视，为游说诸侯，各家采用自己的逻辑思维、方法体系，看上去有庭径大差之感。其实仔细品味，它们之间的关系往往是相通的，双方可以相互转化也可以相互排斥，它们之间的关系就像火与水的关系，既相灭也相生，矛盾很多"道"却是一个。总归起来，都是要巩固根本，变革时弊，问题是各执一偏，矛盾分歧，运用起来，必须要掌握其中的通变奥秘，因此，治理国家必须要有谋略，方能因机应变，立于不败之地。

治理国家光靠德治和人才也不完全能治理好，治理国家没有谋略不行，这是历史所证实的。《长短经》上说："综观先朝的兴亡，虽然也有其天数，然而大抵得天下的，都是因为得到贤豪的辅佐，能为人民兴利除害；失掉天下的，也无不是因为任用群小，奢侈无度的缘故。"

"匠成舆者，忧人不贵；作箭者，恐人不伤。彼岂有爱憎哉？实技业驱之然耳。是知当代之士、驰骛之曹，书读纵横，则思诸侯之变；艺长奇正，则念风尘之会。"

制作车子的人，唯恐别人不富贵，没人买他的车；制作弓箭的人，唯恐弓箭不伤人，没人买他的箭。他们这样做，难道是对别人有意心存爱憎吗？不是的，这是技术、职业促使他们必须这样做的。从这些事例可以知道，当今那些积极进取的人们为什么一读了讲纵横谋略之术的书，就盼着天下大乱；通晓了兵法战略，就希望发生战争。

商业无关道德，把房价炒上去，既不是爱也不是恨，既不是向善，也不是做恶，更不是为了让你买不起，而是为了盈利。企业不盈利就是犯罪。赚钱无罪，高价卖地才有罪。企业盈利和回报社会要分开操作，回报社会不是让企业降低利润。

"臣闻料才核能，治世之要。自非圣人，谁能兼兹百行，备贯众理乎？故舜合群司，随才授位；汉述功臣，三杰异称。况非此俦，而可备责耶？"

我听说，考察、衡量人的才能，这是治理天下的首要任务之一。既然我们不是圣人，谁又能通晓各行各业，懂得天下各门各科的理论呢？所以舜统管各个部门，根据每个人的才能而委以不同的责任；汉高祖刘邦讲论功臣，对张良、萧何、韩信这三人的才干各有不同的说法。何况一般人不能和这些人相比，怎么可以求全责备呢？

管理者的工作就是管理，而不是专业技术。管理本身也是一种技术。管理者不需要通晓所有的业务技能，而是要管理掌握了各种技能的人才。专业技术只是小才，管人的本领才是大才，成就大事，管理人是最重要的。

"臣闻主将之法，务览英雄之心。然人未易知，知人未易。"

我听说领导将帅的原则是，一定要了解手下英雄的内心世界。然而，人不容易了解，了解人不容易。

此与《度心术》有异曲同工之妙。

"凡人心险于山川，难知于天。天犹有春秋冬夏旦暮之期，人者厚貌深情，故有貌愿而益，有长若不肖，有顺怀而达，有坚而缦，有缓而釬。"

人心比山川还要险恶，知人比知天还难。天还有春秋冬夏和早晚，可人呢，表面看上去一个个都好像很老实，但内心世界却包得严严实实，深藏不露，谁又能究其底里呢！有的外貌温厚和善，行为却骄横傲慢，非利不干；有的貌似长者，其实是小人；有的外貌圆滑，内心刚直；有的看似坚贞，实际上疲沓散漫；有的看上去泰然自若，迟迟慢慢，可他的内心却总是焦躁不安。

对人性负面的认识似乎是成功者的共识。人之初性本恶，管人既要有品德，也要有方法。爱人用人，防人治人，缺一不可。


## 官场钉子户的荣枯宝典


冯道（公元 882 ~ 公元 954），字可道，自号长乐老人，五代瀛州景城（今河北沧州交河）人。

冯道给四个王朝打工，伺候了十个皇帝，而且每次打工都是位极人臣。对于他的事迹，欧阳修说他是"不知廉耻"，司马光说他是"奸臣之尤"，近代却有人说他是中国历史上最成功的官僚。冯道一生的经验汇总成《荣枯鉴》一书。曾国藩评价"一部《荣枯鉴》，道尽小人之秘技，人生之荣枯。它使小人汗颜，君子惊悚，实乃二千年不二之异书也。"

下面是关于冯道的两则小故事，可见其才思之敏捷，权势之浩大。

## 一、和凝买靴

话说冯道与和凝同朝为官。一日，冯道穿着新靴子上朝。和凝问冯道："你新买的靴子多少钱？"冯道抬起左脚，道："九百。"和凝回头便训斥为他买靴的小吏道："我的靴子为什么花了一千八？"这时冯道又抬起右脚，道："这只也是九百。"

## 二、门客读经

冯道曾听门客读《道德经》。大家都知道《道德经》的首篇便是"道可道，非常道"，门客见六个字中便有三个"道"字，正好犯了冯道的名讳，便读道："不敢说可不敢说，非常不敢说。"

五代十国是个群魔乱舞、大鬼小鬼到人间的"不幸时代"，什么儿子杀爸爸，哥哥杀弟弟，杀得个眼花缭乱，王朝兴亡如昙花一现，大臣宠辱不过是瞬息之间。

在那个虎狼丛生的世道里，冯道四朝为官，当过掌书记、户部侍郎、兵部侍郎等不同岗位，真正是宦海仕途大满贯。

冯道出山的第一份短工，是为割据幽州的刘守光做僚属。刘守光是个听不得不同意见的人，一言不合便杀人，还要"啖其肉"。

有回一个小兵跑了，让他捉回来，硬要扒掉士兵的皮作鼓。冯道看不过，劝说他逃跑不对，打也罢，杀也行，扒皮太残忍了。刘守光笑了笑，我本想用油锅炸的，为一个兵浪费那么多油划不来。

有一次刘守光要进攻易、定两州，冯道愣头青去劝，差点被杀死。

冯道的人生观、世界观、价值观完全在这个时候开始扭曲。劫后余生、悟性颇高的冯道从此建立了新的人生准则。

军阀李克用杀了刘守光。冯道改换门庭，成为李克用之子李存勖的僚属。冯道频繁的跳槽生涯正式开始。

冯道以一位文臣的本分，勤奋工作，本分做人。那时陪李存勖吃饭的人特别多，搞得管供应的很难办。大将郭崇韬便对李存勖说，供应紧张，能不能少几个陪你吃饭的人？李存勖发火了，我想为那些替我卖命的人弄顿饭吃都不成，哪里还能当主帅呢？这么点小事都办不好，还在我这儿混？这郭崇韬也不示弱，袖子一甩就走人。李存勖立马命当秘书的冯道写开除的通知。

冯道不紧不慢地展开纸、放好笔，慢慢地研墨，墨都快研没了，他还没写。

李存勖怒色问他，怎么搞的！还不写？

冯道徐徐起身道，这是我的工作，怎么能不写呢。只是大王想，现在恰是非常时刻，若敌人知道大王与部属不和，岂不为他人的可乘之机？

李存勖一拍脑门说，快，去把郭将军叫回来！

显然，这时的冯道已经掌握了官场的高端语言，就是中文中夹杂外语、奉承中夹带私货、在段子中表达意向的语言。

李存勖灭梁建唐后，任命冯道为户部侍郎，再一路攀升，直达"三公"。

后来，李存勖被他宠爱的优伶杀死。李嗣源在部下的策划下上了台，即唐明宗。

李嗣源同样骁勇善战、大字不识，但他却有个虚心的优点，所以他是五代期间较为清明、较有作为的皇帝。通过一段时间接触了解，冯道发现明宗还有那么一点半点的容人之心、为政之善，所以他敢于跟皇帝闲扯了。

他讲了个故事，说臣早年骑马，遇山地崎岖不平，用心控着缰绳，倒也无事。进入平地后，以为好走，心里放松，却掉下受了伤。由此看来，实应居安思危。故事虽小，但可喻大，望陛下明鉴。真是感人一幕呀，这么慈祥的皇帝，这么善良的大臣，这么和谐的君臣关系。照此发展下去，真是无限风光在前方。可谁曾料到，岁月不待人老去。六十岁坐上皇帝宝座的李嗣源，没有斗过时间。操了七年皇帝的心，他病了，随后被他的儿子提刀逼宫，吓得去西天取经了。

流水的皇帝、铁打的冯道。冯道又经历了唐愍宗李从厚、唐末帝李从珂、晋高祖石敬瑭。

石敬瑭称帝了，要派使臣去见契丹爸爸。这么隆重的事，肯定要派体面的大臣去。可此行凶险，谁去？文武大臣皆心惊胆战。很多人唱高调说什么忠心耿耿，其实到了紧要关头时刻，能不能为皇帝牺牲，不一定是那么回事。唯冯道，写下"道去"二字，递与石敬瑭。

石敬瑭拉着冯道的手说，只有你知我，别人我还不放心呢，我的好宰相。说着流下了眼泪。虽说皇上的泪不少时候是廉价的，可此刻很可能是真诚的。

俗话说，人的名树的影。冯道来后，契丹皇帝耶律德光对他好得不得了，大手一挥，大嘴一咧，说高薪留人。得了赏赐后的冯道说，南朝为子，北朝为父，我在两朝都为臣，哪里工作都一样。然后落实到行动，冯道买回许多木柴，堆满了帐篷，开始做好长期支边的准备。

契丹皇帝一听大为感动。经过一番思想斗争，最终良心发现地对这位老人说，你一把老骨头了，还是回去吧。冯道一听，抬起头说："我已下定决心，为北朝尽发一份光，尽出一份力。"

如此推来操去，别别扭扭几个回合，契丹皇帝真烦了，不再理他。大感无趣的冯道过了两个月，起身南归。

归途中，冯道随从的人说："真是搞不懂你！我们都恨不得插上翅膀飞回去，你却如此安然。这是什么战术？"冯老先生捻着稀疏的胡子，缓缓地说："这不是战术，这叫心术。欲走则留，让别人看出你心诚，你急他不急，你不急他也不急。纵然急，能急得过契丹人的马吗？"

冯道在第二年春天平安地回到了京师。

虎口逃生，回来时，一阵风刮过来，有片半黄不黄的树叶落在冯道的衣袖上，冯道知道那片叶子就是自己，一声叹息，能活着回来真好。

冯道因为出使契丹有功，被晋封为鲁国公。

再往后，契丹皇帝耶律德光带大军消灭后晋，冯道又没主人了。

这不，契丹皇帝还专门见了他的老朋友冯道。

耶律德光哀叹逝水年华，说我们都老了。冯道说，我不能和陛下比。耶律德光半嘲弄半较真说："你算什么？"冯道说："我是个又痴又顽的没用东西。"耶律德光一摆手说："我问你，你说天下百姓，如何可救？"

冯道不急不缓、高深莫测地回答道：此时百姓，佛出也救不得，唯皇帝救得。

这下搞得文化不高的契丹人一头雾水，不知就里。传说契丹人就此退兵。

后来冯道又给后汉高祖刘知远、后汉隐帝刘承祐、以及叛乱后建立周的后周太祖郭威、后周世宗柴荣打工。

有一次外敌来犯，周世宗柴荣正想一试身手，便要征讨逆贼。冯道一想混吃混喝久了，不能再这么下去了，人生便想有意义一回，劝说，陛下还是不要亲征的好。柴荣一脸鸿鹄之志说，唐初，天下草寇蜂起，都是唐太宗亲自平定。

冯道或许是老糊涂了，不然就是太忠心了，说，陛下自以为能比得上唐太宗？

周世宗心想，好你个冯道老儿，这么看不起我！一跺脚：冯道！你小看我！好、好、好。说完后，决定亲征。同时，让冯道去修先帝的陵墓。

此行，柴荣大获全胜。

修完陵墓的冯道听到捷报，迎着风，呆呆地站了半日。然后，慢慢踱步回去，傍晚时，随着西下的夕阳一起，溘然辞世。

他活了七十三岁，与孔子一样。

世界是属于好人的、也是属于坏人的，说到底是属于活得长的！

冯道的道是什么道？有两种说法：有一帮讲道德的人，专门把他批垮批臭，说他有奶便是娘，谁给开工资就给谁打工，让后代皇帝与忠臣大不齿，司马光评说"无耻之尤"。欧阳修骂他，做贰臣已经耻辱地可以死一百回了，他竟然做了四臣、五臣、六臣！

但还有一说就高明多了，苏轼称冯道为菩萨，"菩萨，再来人也"。王安石也英雄所见略同，称冯道"佛位中人"。

冯道更有一种可贵的"民本"思想，消强暴以救民，行仁善来拯救世界。试想，没有庄稼人、老百姓，谁来出粟米丝麻养活官僚呢？

冯道有个座右铭："但教方寸无诸恶，狼虎丛中也立身。"

邦有道，冯道出山，兼济天下；邦无道，冯道也出山，并不独善其身。

冯道这个人，能力不是很突出，但资历老，有才学，深谙中庸之道，更擅为官之术。为人持重，比较厚道，确实做了不少心系百姓的事。

冯道在乱世中的立身之术在他的《荣枯鉴》里有深刻的总结，这对今天的企业管理同样具有重要的价值。

"悦上者荣，悦下者蹇。"

让上面的领导高兴的，日子好过。让下边群众高兴的，工作难做，日子也窘迫。

毫无疑问，群众，特别是下属是很重要的，你不能让他们太不高兴。但是如果领导高兴了，他能给你整合资源，即使你的下属不开心，也没关系，换掉就是了。

让上面开心，和让下面开心，常常是矛盾的。

比如上面要业绩，要996。你作为中层，贯彻996，底下员工不高兴。你阳奉阴违，底下员工倒是高兴了，老板要不开心。

冯道这句话告诉我们该如何选择。

"君子悦下，上不惑名。"

君子对下边的人好，但上边的人并不觉得你的好名声对他有什么帮助。相反，甚至有可能有威胁。因为领导觉得，得民心的只能是他。

有时候手握重兵的大将，打了胜战，会主动求取重赏，或者纵兵剽掠，一方面表明自己所图只有富贵，老大你别担心；另一方面自毁声名，纳了投名状，老大你看我这名声也不可能再往上走了，你放过我吧。

"下以直为美，上以媚为忠。"

下属以刚直为美德，而领导会把谄媚攀附当作忠诚。因为你刚直，很可能就会触动领导的利益。你媚上，把领导利益放在第一位，牺牲了群众利益，领导才会认为你忠心。

"直而无媚，上疑也；媚而无直，下弃也。上疑祸本，下弃毁誉，荣者皆有小人之谓，盖固本而舍末也。"

刚直却不谄媚攀附，上头就不信任你了。谄媚却对下边不地道，下边的人就离心离德了。但是上头的不信任会伤及你的根本，下边的反对顶多就是让你的名声受损，他们只能私底下无力地诋毁你一下而已。所以那些荣华富贵的成功者都被称作小人，因为他们抓住了根本，而舍弃了那些细枝末节。而那些舍本逐末的所谓君子呢，他们无法成为领导心腹，也就渐渐被边缘化了。

本质上，高层和基层，是存在利益博弈的。

中层拿基层的利益去讨好高层，自然基层不喜，但高层喜欢。

这与一个公司的权力格局高度相关。

还是要提示大家一句，持心要正。有些事，因为五千年的官本位文化影响犹存，你觉得不合理，需要从历史、从人性角度理解，但切不可将其奉为金科玉律。

# 第七章　客户体验的科学解读

微观经济学，是经济学中最重要的领域之一，而"供需理论"，又是微观经济学中最核心的概念。这个概念重要到什么程度呢？著名经济学家萨缪尔森曾说：你只要教会一只鹦鹉说"供给"和"需求"，它就能成为经济学家。

客户体验就是企业以服务为舞台，以商品为道具，围绕着消费者，创造出值得消费者回忆的活动。这其中商品是有形的，服务是无形的，而所创造出的体验是令人难忘的。与过去不同的是，产品、服务对消费者来说都是外在的。但体验是内在的、存于个人心中，是个人在形体、情绪、知识上参与的所得。

## 海底捞——真服务

说起海底捞，首先一定会想到服务。海底捞的门口总是排满很长的队伍，在等待就餐区，服务员会为你提供免费的酸梅汤、零食、水果等食品，即使等待时间太长，也不会饿着肚子。去海底捞吃饭的人络绎不绝，他们因此又提供了在等待就餐时不一样的服务：周一至周五免费美甲，周六周天免费按摩，服务员们态度既温和又细心。就餐时，服务员还会提供皮筋、手机袋、围裙，这是每个去海底捞的顾客都会享受到的服务。

你以为只有这些吗？那你就太低估海底捞了。

最贴心的服务：找不到小伙伴陪你吃火锅，一个人孤身前往，总是显得落寞。这时，海底捞的员工会抱来一个超大的玩偶放在你对面，让你看起来不那么孤单。

最真诚的服务：服务员如果不小心上错菜，之后会免费送上一盘菜品作为补偿，并且还会写上"对不起"表达歉意，令顾客不仅不会指责他的小错误，反而还会感动于他的真诚。

最感动的服务：海底捞服务会因人而异，许多服务感动了很多人，如果顾客有孕妇，不仅会提前要你就餐，还会在就餐时提供靠枕；若有带小孩的顾客，服务员还会免费为您带小孩，以便您安心就餐。

为什么海底捞如此火爆？

海底捞：因为我们的服务让你意想不到！海底捞的热情是骨子里真心散发出来的，服务也是好到"变态"。这也是超越其他火锅店的秘诀，在这里，你会觉得钱花的超级值。他们以热情服务的理念，打动每一位消费者。

在中国餐饮市场倒闭率居高不下的情况下，海底捞却逆势而上，创造了极高的利润和品牌价值。现在，只要人们提起火锅，首先会想到就是海底捞。

许多餐饮人研究海底捞的模式，从"变态的服务"、管理人员的方式等，希望能够复制海底捞的成功。但餐饮业至今却仍未出现"第二个海底捞"，可见其模式难以复制，成功不能靠生搬硬套。海底捞"变态服务"后的核心理念到底靠什么支撑呢？

其实，这些所谓的"变态服务"，其实都是就餐中的一些细节问题。那我们为什么会称之为"变态服务"呢？原因有二：一是海底捞的服务在大众餐饮行业中是独一无二的，没有其他的餐饮企业做到这样的地步；二是就人均消费在100元左右的火锅店来说，能提供这样甚至很多高消费餐厅都无法提供的服务，顾客感到了物超所值。

"变态服务"的背后，其实表达出了海底捞领先于许多餐饮企业的顾客理念——以顾客的满意度和忠诚度为先。通过提升顾客的满意度，令他们对品牌产生忠诚，这才是"变态服务"的根本目的。

产品的极致化是成功的前提，要理解极致思维，我们不妨从两位企业家的座右铭开始。一句是乔布斯的"Stay Hungry，Stay Foolish"，直译是"保持饥饿，保持愚蠢"，但中国的企业家田溯宁将这一句式翻译成国人耳熟能详的"求知若渴，处事若愚"。另一句是小米董事长雷军推崇的"做到极致就是把自己逼疯，把别人逼死"。

极致化思维，就是把产品和服务做到极致，把用户体验做到极致，超越用户预期。只有第一，没有第二；只有做到极致，才能够真正赢得消费者，赢得人心。极致的产品背后都是极大的投入，是千锤百炼出来的。

为什么这么多人被海底捞吸引？是海底捞的火锅味道特别出众吗？显然不是，海底捞的火锅固然不错，但这并不是最主要的原因。而且火锅这样的行业，每个人的口味不同，很难做到人人认为的第一名。很多人都觉得其他火锅店味道比海底捞要好，但因为海底捞的服务好，才成为行业的标杆。

海底捞只不过做了一些同行没有做的事情，这就是差异化服务，比如给你做指甲、擦鞋、赠饭前免费小食。对于很多企业来说，能做到顾客满意已经算是不错了。但是在海底捞，他们并没有停留在这个阶段。对于他们来说，让顾客放心是三级服务，让顾客满意是二级服务，让顾客感动才是一级服务。让顾客感动了，才能让顾客心甘情愿地忠于企业；让顾客感动了，才能让他们成为企业的粉丝，永远支持企业。服务就是最大的差异化。

当市场竞争日趋激烈，众多的产品质量与品种达到极度同质化的时候，还有什么能够造就企业之间的差异化？还有什么能够区分出企业与企业之间的不同？唯有服务！

21世纪最大的竞争是什么？有人说是人才的竞争，有人说是产品的竞争，有人说是知识的竞争，但是海底捞告诉我们，服务才是21世纪最大的竞争力。因为，唯有服务才能制造出最大的差异化！

张勇早年经营海底捞的过程中，就一直坚持用真诚的态度来抓住顾客的心。在张勇看来，服务是海底捞获得成功的最大法宝，服务也是其与同行竞争的最有力武器。实际上，这么多年来，张勇正是秉承了唯有服务才能让顾客满意并感动的宗旨，将"服务至上"奉为海底捞立店之本，才最终获得了全国遍地开花的局面。"服务至上"更确切的来说，应该是一切产品皆服务。

## 客户体验的背后——患者心理

微观经济学，是经济学中最重要的领域之一，而"供需理论"，又是微观经济学中最核心的概念。这个概念重要到什么程度呢？著名经济学家萨缪尔森曾说：你只要教会一只鹦鹉说"供给"和"需求"，它就能成为经济学家。

供需理论是一个经济学模型，指的是在竞争性市场中，供给和需求的相对稀缺性，决定了商品的价格和产量。这种供需关系通过价格和竞争自我调节的现象，就是亚当·斯密在《国富论》里所说的著名的"看不见的手"。

患者的需求决定门诊的服务细节，患者需要什么，你就提供什么。

患者的第一需求是什么？要搞清楚这个本质的需求，我们就要研究患者。

患病后常见的心理反应大致分为两个方面：

（1）行为退化：病人的行为表现与年龄、社会角色不相称，显得幼稚。如躯体不适时发出呻吟、哭泣，甚至喊叫，以引起周围人的注意，获得关心与同情。自己能料理的日常生活也要依赖他人去做，希望得到家人、朋友、护理人员无微不至的照顾与关怀。

（2）情感脆弱、易激动、发怒：病人心烦意乱，常为小事而发火，情绪易波动、易哭泣，莫名的愤怒，怨恨命运，自责。

患病后常见的心理具体分析如下：

### 1. 抑郁

抑郁是一种闷闷不乐、忧愁压抑的消极心情，它主要是由现实丧失或预期丧失引起的。因为疾病对任何人来说都是一件不愉快的事，多少都伴随着丧失，所以多数病人都会产生轻重不同的抑郁情绪。

### 2. 焦虑

任何人在一生当中都难免焦虑。病人患病，当然更避免不了产生焦虑情绪。焦虑乃是一个人感受到威胁而产生的恐惧和忧郁。这种威胁主要分两大类：一是躯体的完整性受到威胁，一是个性受到威胁。对病人生理及心理上的威胁往往是统一的，而且会一直持续下去，直到病人在生理与心理再度达到安全稳定为止。

### 3. 怀疑

病人的怀疑大都是一种自我消极暗示，由于缺乏根据，常影响对客观事物的正确判断。

### 4. 孤独感

病人住院后，离开了家庭和工作单位，周围接触的都是陌生人。医生只在每天一次的查房时和病人说几句话，护士定时打针送药，交谈机会也较少。这样，病人很容易产生孤独感。

### 5. 被动依赖

病人进入病人角色之后，大都产生一种被动依赖的心理状态。这是因为，一个人一旦生了病，自然就会受到家人和周围同事的关心照顾，即使往常在家中或单位地位不高的成员，现在也突然升为被人关照的中心。同时，通过自我暗示，病人自己也变得软绵绵的不像以往那样生气勃勃，变得被动、顺从、娇嗔、依赖，变得情感脆弱甚至带点幼稚的色彩。

### 6. 否认

在临床上还可以看到有的病人怀疑或否认自己患病。尤其是对癌瘤等预后不好的疾病，否认心理更为常见。

### 7. 同病相怜

人都有同情心、怜悯心的需要。例如，病人一旦住在一起，很快就能相互认识和相互理解。他们很容易团结，而且这种团结大都不讲究职位高低、年龄大小等，只要是病人，就能一律平等、推心置腹，无话不谈。

### 8. 侥幸

病人大都程度不同地存在着侥幸心理。例如，疾病初期不少人迟迟不愿进入病人角色，总希望医生的诊断是错误的。尤其那些对病感不敏感的人，侥幸心理尤为严重。有些已经明确诊断的人，也往往存在侥幸心理。

　　当我们认识到了患者的心理，我们就可以得出一个结论：尊重和关心是患者的第一需求，实际看病的需求反而要排在第二位。

　　患者的需求分为两方面：物理需求和情感需求。

　　物理需求就是对治病的需求，情感需求就是患者对服务的需求，也就是客户体验。

## 客户体验是什么？

　　客户体验长久以来是一个模糊的概念，我们首先需要理清体验的原理。

　　下面是两个关于体验的小案例：

　　一个以色列企业家开了一家咖啡店，名为"真假咖啡店"，店里没有任何真正的咖啡，但是穿戴整齐的侍者仍有模有样地装作为客人倒咖啡、送糕点，让消费者体验到咖啡厅交朋友、聊天的社交经验。

　　位于美国拉斯维加斯的凯撒宫古罗马购物中心，铺陈着大理石地板，偶尔还有古罗马士兵行军穿过白色的罗马式列柱，让消费者以为重新回到了古罗马集市。

　　客户体验就是企业以服务为舞台，以商品为道具，围绕着消费者，创造出值得消费者回忆的活动。这其中商品是有形的，服务是无形的，而所创造出的体验是令人难忘的。与过去不同的是，产品、服务对消费者来说都是外在的。但体验是内在的、存于个人心中，是个人在形体、情绪、知识上参与的所得。

　　在客户体验中，企业提供的不再仅仅是商品或服务，它提供最终体验，并充满了感情的力量，给客户留下了难以忘却的愉悦记忆。它的威力就在于使客户个人以个性化的方式参与其中的事件，通过体验对品牌产生情感寄托，从而成为品牌的忠诚客户。

客户体验是客户与品牌的整体体验，正是这种体验决定了你的客户如何看待你的品牌。

一些企业或组织正在寻找一种能够帮助它们成为行业领头羊的新增长方式，因为截至目前，用户很难再根据产品的功能和定价去区分并定位不同的企业或组织。这时，客户自身的"体验"就会成为被提及的聚焦的亮点，这是因为我们可以通过精心打造"客户体验"，凸显企业的与众不同，从而获得商业上的回报。

"客户体验是下一个竞争战场。"

——Jerry Gregoire，戴尔电脑前首席信息官

客户体验是你的顾客通过他们在整个购买过程中根据他们不同的接触方式和阶段与你的产品和品牌产生互动并互相感知的方式。也就是说，客户体验是指客户与供应商的员工、系统、渠道或产品的互动产生的一次性和累积效应所产生的感知和相关感受。当客户使用你的产品或服务、与你互动并消费你的内容时，他们的感知就会逐渐形成并随使用和认知的深度而逐步加强。

越来越多的企业和组织意识到，在当今时代，良好的客户体验是就是"大牌"与普通产品之间的区别。良好的客户体验可以培养客户的忠诚度和保留率，使客户成为品牌的拥护者，并有效地减少客户流失率。

客户体验可以分为以下三类：

1. 感官体验

感官体验的目标是创造知觉体验的感觉，包括视觉、听觉、触觉、味觉与嗅觉。门诊店面营销主要强调视觉、听觉与嗅觉。

视觉，经常是消费者的第一感觉，包括颜色、形状等。所以品牌的活动策划者就需要对产品的包装、色彩、象征符号、品牌广告和公司形象等因素进行科学的系统性设计，让产品无论在颜色还是立体形状上，都能带给消费者一目了然的视觉记忆。

听觉可以帮助我们识别事物，比如某种动物、某个明星的歌声；听觉也会影响到我们的情绪。把不同的声音一次又一次传达到消费者的感官中，可以帮助消费者"因声识物"，或因得到美好的听觉体验而提升消费兴趣。

根据科学研究表明，在人类全部感官中，嗅觉是最敏感的，也是同记忆和情感联系最密切的感官。门诊恰恰是一个嗅觉体验很敏感的环境。

2. 情感体验

创造情感体验，其范围可以是一个温和的正面心情，也可以是欢乐、自豪甚至是强烈的激动情绪。情感体验最重要的是人与人之间的友善与关爱，这体现出经营者自身的素质水平和专业敬业的精神。

3. 思考体验

思考体验是客户完成消费后，回到家中冷静下来，对你做出的评价。感官体验与情感体验最终会由客户的思考而形成最后的评价。这个时代，一时的忽悠是禁不住客户思考的，服务最终要靠一颗真诚的心。

下面我们针对这三类体验给出具体改进措施：

1. Logo 设计

Logo 是徽标（Logotype）的外语缩写，起到对公司、品牌的识别和推广的作用。

Logo 是客户的第一识别物和记忆点，具有极其重要的作用。

Logo 作为一种标志，有着传达和象征事物本质的功能，它展示了视觉传达的功能性、美观性，呈现着企业的形象、信誉、文化。同时 Logo 也是塑造品牌、宣传的良好媒介，是有效的传播形式。

Logo 是企业形象或者产品形象的符号化体现。Logo 最重要的一个功能就是识别性，便于消费群体或受众将不同企业的同类产品，或同一行业的不同企业区别开来。从而将 Logo 所代表的产品或者企业打造成一种品牌。Logo 是无形的资产。

Logo 代表着企业的经营理念、文化特色、价值取向，反映企业的产业特点、经营思路，是企业精神的具体象征。大众对企业 Logo 的认同等同于对企业的认同。Logo 不能脱离企业的实际情况，违背企业宗旨，只做表面形式工作的标志，失去了 Logo 本身的意义，甚至对企业形象造成负面影响。

随着企业的经营和企业信息的不断传播，Logo 所代表的内涵日渐丰富，企业的经营活动、广告宣传、文化建设、公益活动都会被大众接受，并通过对 Logo 符号的记忆刻画在脑海中，经过日积月累，当大众再次见到 Logo 时，就会联想到曾经购买的产品、曾经受到的服务，从而将企业与大众联系起来，成为连接企业与受众的桥梁。

Logo 三要素：

（1）创意。创意是创造意识或创新意识的简称，它是指对现实存在事物的理解和认知，所衍生出的一种新的思维和事物。设计一个优秀的 Logo，是一件非常困难的事情，需要通过大量的思考活动来研究形状、颜色和内在涵意的差别，甚至需要等待那转瞬即逝的灵光一现。

（2）内涵。内涵是内在的，隐藏在事物深处的东西。内涵不需要过于复杂，展示企业一到三项精髓的理念或经营特色即可。过于复杂是没品位的基本特征。

（3）辨识度。缺乏辨识度的 Logo，具有再好的创意、再深刻的内涵也毫无意义，因为客户根本看不清楚它的样子。

2. 店面装修

门诊装修的意义是什么？

（1）有一个美观舒适的消费环境；

（2）店铺装修的颜色和风格可以突出产品的形象，帮助顾客记忆和深化你的产品印象，是企业 VI 系统的重要一环；

（3）提高诊所档次；

基于"客户体验至上的原则"，门诊装修可分为三个方面：

（1）安全性。安全性并不是在施工过程中的安全问题，而是在装修项目上应该注意的安全问题：不能破坏承重墙；选择环保材料。

（2）实用性。诊所装修最终还是为了经营使用，除了安全问题外，其他的问题都应该尽量的向实用原则妥协。为了给患者更便利的服务，合理的规划布局是非常重要的。

（3）美观性。诊所装修要以患者的感受为出发点，让患者体验到舒适的视觉感受，并藉此影响他的心理和情绪。美观性是最体现设计的方面，可从四个角度入手：

①色彩设计。色彩是人的第一感受，适宜的色彩往往决定了客户的第一感受，并持续影响其情绪。门诊的色彩设计应遵循阳光、清

新、温馨等积极舒适的色调。

②光线设计。由于种种原因限制，门诊无法完全依赖自然光实现稳定的光线，这就需要人工照明系统，最好是多光源配备，以便应付复杂的外部光源变化。光线设计是与色彩设计息息相关的。

③体感系统设计。门诊应当提供一个四季恒温的环境。

最佳室温：夏天 23～28℃

　　　　　冬天 18～25℃

最佳湿度：夏天 30%～60%

　　　　　冬天 30%～80%

④物品空间设计：对家具、装饰、以及各种细节的安排和设计，包括材料、工艺、施工等方面的要求。这是整个门诊设计中的难点和重点。

安全性无需考虑，是必须保证的。实用性与美观性往往需要权衡，高端的装修往往需要牺牲实用性来保障美观性，以提高装修的档次。

### 3.门诊清洁卫生

门诊作为医疗单位，应当制定严格的卫生标准并坚决执行到位。清洁的环境是门诊对患者无言的欢迎。具体措施可从以下方面着手。

（1）坚决杜绝脏、乱、差；

（2）彻底清除门诊内的生活垃圾以及各类杂物，做到无鼠、无蟑螂、无蛛网、无尘、无污物、无异味等；

（3）杜绝广告乱贴、墙壁乱涂、线网乱拉等现象，室内物品摆放整齐；

（4）卫生工作责任到人，勤打扫、勤检查；

（5）做好"门前三包"、门内达标工作；

"门前三包"是指包卫生、包绿化、包秩序。

①包卫生，即做到门前无垃圾杂物、无污水、无污垢、无油渍或严重积尘，遮阳棚规范、整洁，无破损；卫生设施完好整洁，无破损。

②包绿化，即协助绿化管理部门管护好树木花草和绿化设施，及时清理门前花坛内的垃圾杂物，不攀树折枝，采摘花朵，不得在树干、树枝上钉钉子和乱挂杂物等。

③包秩序，即禁止乱挂晒、乱占道、乱堆放、乱张贴等影响市容秩序的行为，对其他行为人的乱停、乱靠、乱摆摊设点、乱挖掘等影响市容秩序的行为有监督、劝说和举报的责任等。

4. 营造良好的环境

（1）适当放置盆栽、花卉等，美化诊疗环境，放松患者心情。

绿色植物对人们生活的影响非常大，它可以改善室内环境。植物通过光合作用吸收二氧化碳，释放出新鲜的氧气，叶片上的纤毛能截留空气中的尘埃与杂质，从而净化环境，并且通过植物枝叶的漫反射，可以降低室内噪音，它还能调节室内温度与湿度。不少植物能散发出各种芳香气味，有的能驱除蚊虫，有的能杀菌抑毒，有的对人的神经系统有镇静作用，正因为如此，许多国家开始研究用花香来辅助一些疾病的治疗。

（2）候诊区配备数字电视，醒目位置免费提供常见病多发病防治手册和产品彩页等供患者阅读。

分散患者注意力是帮助患者减轻痛苦的重要手段，在门诊播放一些有趣的电视节目可以说是最好的方法，通过分散患者的注意力达到消除紧张情绪、减轻疼痛的目的。让患者从潜意识认可门诊的环境。

常见病多发病防治手册和产品彩页可以起到医疗保健宣传的作用，同时也起到门诊宣传和形象塑造的作用。

（3）诊所内绝对禁止大声喧哗，候诊区电视节目音量不宜过高。

患病的人本身是烦躁的、焦虑的，所以在用电视等手段分散他注意力的时候，也要注意声音对他的影响。我们生活的世界，已经充满了各种各样的噪音。这些噪音的危害，无时无刻不在侵蚀着我们的身心健康，导致我们听力下降、心烦气躁，噪音的危害不只是听力，其对于心理上的影响也十分严重。

（4）诊所安装新风系统、空气净化器，保持空气清新。

门诊是客户嗅觉体验很敏感的环境，药品的味道往往让人反感。

门诊长期与病毒病菌打交道，多患病、脆弱、免疫力低下的易感人群，防止交叉感染，需要新风系统和空气净化器。更好的医疗环境能够有效帮助患者更快地走向康复。

5. 便捷服务

（1）配备手机快速充电器、免费 WiFi，提供热水、纸杯、雨伞等。

手机是现代人离不开的重要工具，而 WiFi 则是手机的灵魂。有人的地方就有 WiFi，没有 WiFi 的地方就没有人。饮用水是患者的重要需求，是人性化服务必不可少的环节。

（2）提供电话挂号、网络挂号等便捷预约服务，缩短患者候诊时间。

对于烦躁、焦虑的患者而言，漫长的等待无疑会加剧疾病本身带来的痛苦。通过科学的服务流程设计，最大程度的缩短患者候诊时间，让患者便捷就医的同时，也可以成为门诊的重要竞争优势。

（3）诊所管理系统电子化，提高工作效率。

电子化管理系统是店面营销的必备工具，手工账时代已经结束，产品进销存、患者信息、员工信息等诸多内容只有依靠电子化管理系统才能科学高效的运转。电子化管理系统既是为患者服务的重要工具，也是门诊运营必不可少的管理工具。

（4）开发诊所自己的手机端 App，实行患者会员制。

一家门诊要成为当地的品牌门诊，拥有自己的 App 是必由之路。小范围的品牌打造，最重要的不是引流，而是"锁定"，锁定自己的客户，App、会员制是核心工具，而后续针对会员的服务是核心战术。

（5）以婴幼儿为主的诊所可预备尿不湿、儿童食品、玩具等。

针对特定人群的特定服务，是儿科的特点。留住孩子必须先要留住他们的父母，而留住父母就必须要先留住孩子。这似乎是个先有鸡还是先有蛋的问题。

留住孩子，就要提供孩子需要的东西。儿科门诊应该是最不像门诊的门诊。

### 6. 专业敬业的态度

（1）患者只需要几个"一"：

一句关心的话语；

一个温暖的眼神；

一个体贴的表情；

一个准确的动作；

一身过硬的本领；

一颗怜悯的心灵。

（2）我们要做到几个"一"：

树立一种细节的意识；

播下一种细节的行为；

养成一种细节的习惯；

形成一种细节的性格；

收获一种细节的命运；

精化一种细节的管理。

（3）服务态度热情周到，患者进门主动接待问候；良好的沟通技巧，用语文明礼貌，缓解患者心中的焦虑烦躁，诊病专业细致。

（4）医生诊病时绝不与他人闲谈，绝不使用手机；门诊医护人员坚决杜绝工作时吸烟、大声喧哗、玩手机。

（5）让患者认识你，医护人员胸牌实名制，让患者清楚知道每位医护人员的姓名，提高患者对医护人员的信任度；你要认识患者，医护人员应掌握会员的基本信息，有利于拉近双方关系。

（6）给每位患者嘱咐相关注意事项，耐心解决患者疑问；沟通到位，才是真正的沟通；患者对医疗行业最大的不满之一就是"排队两小时，问诊三分钟"。

（7）对儿童进行诊疗时，用吸引儿童的小故事、儿童喜欢的卡通小玩具等增进语言和肢体沟通，让患儿配合诊疗，减轻恐惧、疼痛感。

（8）设立一对一单人诊室，使病人就诊时的私密性得到更好的保护；现在是一个人们越来越注重隐私的时代，一对一单人诊室将会是门诊的标配。

（9）建立回访机制，把服务延伸到患者家里；患者拿药回家不是服务的结束，而是服务的开始。

以上改进措施并不是最终的型态，服务应当根据每家门诊的具体情况而有所区分，并依据实际情况不断改进。

当我们把科学完善的服务形成一套体系的时候，下一步就是把它标准化，标准化意味着可复制，可复制才能进军连锁。最后我们用麦当劳极致服务的案例来结束本书的内容。

麦当劳如何保证一流的品质？

（1）餐厅开业之前：在当地建立生产、供应、运输等一系列的网络系统，以确保餐厅得到高品质的原料供应。

（2）食材要求标准化，无论国内国外，所有分店的食品质量和配料相同。食品必须经过一系列严格的质量检查，例如：

顾客食用的饮料中的冰块一定要用经过净水器过滤后的水制成。

可口可乐均为 4 摄氏度，因为这个温度的可乐味道最为甜美。

面包均厚 17 毫米，面包中的气泡均为 0.5 毫米，这样的面包在口中咀嚼时味道最好、口感最佳。

牛肉饼，有 40 多项质量控制的检查，精确到 0.1 毫米。

严格要求牛肉原料必须挑选精瘦肉，牛肉由 83% 的肩肉和 17% 的上等五花肉精制而成，脂肪含量不得超过 19%；绞碎后，一律按规定做成直径为 98.5 毫米、厚为 5.65 毫米、重为 47.32 克的肉饼。

面包不圆、切口不平不能要。

奶浆供应商提供的奶浆在送货时，温度如果超过 4℃必须退货；

餐厅的一切原材料，都有严格的保质期和保存期，如生菜从冷藏库送到配料台，只有两个小时保鲜期限，一超过这个时间就必须处理掉。

（3）制定了各种操作规程和细节，如：为了方便管理，所有的原材料、配料都按照生产日期和保质日期，先后摆放使用；煎汉堡包时必须翻动，切勿抛转；要在 50 秒钟内制出一份牛肉饼、一份炸薯条及一杯饮料。

（4）产品质量指南。

麦当劳食品制作和销售坚持"该冷食的要冷透，该热食的要热透"的原则，这是其食品好吃的两个最基本条件。为了实现这两个基本条件，厨房生产的座右铭是"少量多次"，以维护食品的高质量和高新鲜度。为保持食品的高质量和高新鲜度，最有效的研究成果是在每个餐厅使用的"产品质量指南"。

各个餐厅的环境、位置、构造各不相同，但每个餐厅的产品质量指标是固定的，而且他们把这些指标写在"产品质量指南"上，张贴在成品的中央输送槽之上。

"产品质量指南"的横轴写上各种食品的名称，纵轴写上每个小时及分开时段显示每5分钟内应有的食品保存量。制作好的食品放在中央运输槽内保存。这些产品依照包装时间的先后，每列都放有一个小小的塑料标志牌，上面写着阿拉伯数字：1、2、3……。

食品管理员则眼睛盯着墙上的一面大钟。只要保存时间一过，他就对经理说："经理，这个超过了保存时间，请丢弃。"按照麦当劳公司的规定，各种食品的保存期是不相同的。三明治类的保存期为10分钟、炸薯条7分钟、炸苹果派10分钟、咖啡30分钟、香酥派90分钟。

厨房内放置着一个"废品箱"，专门收容过期未出售的食品。为了控制"废品"的数量，经理必须把作废产品的数量记载在废品报告中，以制定精确的生产数量。

麦当劳怎么确保周到的服务？

人们之所以喜欢到麦当劳去就餐，并不仅仅是冲着新鲜的汉堡包，因为其他一些餐厅制作的汉堡包味道也许更好。作为餐饮零售服务业的龙头老大，麦当劳对服务视如生命般重要。

（1）为了吸引顾客，提高服务质量，麦当劳始终坚持优质服务策略。比如：

①努力营造欢乐温馨的气氛；

②在餐厅内尽量避免喧哗游逛；

③营造出一种与在家中就餐一样宁静的环境，比如桌椅舒适，服务员热情周到。

（2）麦当劳餐厅始终微笑着坚持如下经营信条：

①顾客花钱就是要吃到优质的饭菜；

②顾客需要得到快速且优质的服务；

③顾客应该看到自己食品的制作过程；

④顾客能够顺利地打通电话；

⑤顾客总是受到有礼貌的问候；

⑥顾客可以方便地找到停车位；

⑦顾客收到的帐单十分清楚易懂；

⑧顾客能够充分地享受营业时间。

麦当劳怎么保持清洁的环境？

工作手册告诉工作人员，不清洁会成为工作的障碍，既妨碍了工作的进度，又难以维护高质量的服务。在麦当劳的观念中，"清洁"不仅是指字面意义上的清洁，凡是与餐厅的环境有关的事情，都属于"清洁"的含义，都纳入严密的监视和管制范围内。

无论是在柜台服务，还是在厨房制作食品方面，工作人员除了完成规定的工作之外，都养成了随手清理的良好习惯。另外麦当劳还非常重视餐厅周围和附属设施的整洁，连厕所都规定了卫生标准。

①餐厅内外必须干净整齐，桌椅、橱窗和设备做到一尘不染；

②所有的餐具、机器在每天下班后必须彻底拆开清洗、消毒；

③餐厅内不许出售香烟和报纸，器具全部都是不锈钢；

④每隔一天必须擦一遍全店所有的不锈钢器材；

⑤玻璃每天要擦；

⑥停车场每天冲水；

⑦垃圾桶每天刷洗；

⑧每星期天花板必须打扫一次；

⑨服务员上岗操作时，必须严格清洗消毒，先用洗手槽中的温水将手淋湿，然后使用专门的麦当劳杀菌洗手液洗双手，尤其注意清洗手指缝和指甲缝；

⑩手接触头发、制服等东西后，必须重新洗手消毒。

麦当劳之所以能成为世界巨头，跟其极致的服务是分不开的。而极致服务的核心秘密就是细节。细节的处理并不在于多难，而在于"细致"，别人想不到的，你能想到，别人懒得做的，你愿意做，这就是服务的真谛。

现在国内门诊行业的服务水平跟餐饮业等行业差距非常大，更不要说媲美麦当劳这样的餐饮巨头。门诊行业的服务正在经历从无到有的过程，以后还会从不及格到及格、从及格到优秀，这既是市场充分竞争的必然结果，也是现代文明社会的光辉成果。我们相信，在不久的将来，国内大量门诊都会成为技术过硬、服务优良的品牌门诊，成为基层医疗的中坚力量。广大人民的就医环境、就医体验将会得到质的飞跃。这正是我们所期盼的。